Über dieses Buch Als Andrea 16 Jahre alt war, machte sie eine Abmagerungskur. Einmal damit angefangen, wurde ihre Lust, abzunehmen, immer größer, sie wuchs sich zur Sucht aus – zur Magersucht. Die heimtückische Krankheit begann sie auszusaugen, nahm immer mehr Raum ein in ihrem Leben und beherrschte es schließlich total. Ihre Hoffnung auf Unabhängigkeit von allem Leiblichen, auf die totale Freiheit, die ihr zunächst als Ziel vorschwebte, wurde zunichte durch die Diktatur innerer Zwänge, durch die totale Unfreiheit.
Fünf Jahre dauerte dieser Kampf gegen ihre Krankheit schon an, als sie sich entschloß, ihre Erlebnisse und Gedanken aufzuschreiben. Ein Happy-End fehlt bei ihrem Bericht, sie ist nicht »geheilt«. Das Nachwort ihres Psychotherapeuten erklärt jedoch, warum es ihr noch nicht möglich ist, diese Form der Lebensverweigerung aufzugeben.

Die Autorin Andrea Graf, 1963 geboren, aufgewachsen in St. Gallen, studiert seit 1983 in Zürich Psychologie.

Andrea Graf

Die Suppenkasperin

Geschichte
einer Magersucht

Fischer
Taschenbuch
Verlag

Lektorat: Anke Rasch

Originalausgabe
Veröffentlicht im Fischer Taschenbuch Verlag GmbH,
Frankfurt am Main, August 1985

Umschlaggestaltung: Jan Buchholz / Reni Hinsch
Gesamtherstellung: Clausen & Bosse, Leck
Printed in Germany
680-ISBN-3-596-23294-5

Persönliche Erfahrungen mit Krisen

Unter dieser Überschrift legt der Fischer Taschenbuch Verlag Titel vor, deren Autoren aus eigenem Erleben oder auch aus der Betroffenheit über das Schicksal eines anderen versuchen, Ereignisse und Empfindungen zu reflektieren.
Ob die Ursache der Krise psychische oder physische Erkrankung, das Scheitern einer Partnerschaft oder sonst ein tief berührendes Erlebnis war – es gab Anlaß, das Leben zu überdenken.

Es war einmal ein arm Kind und hat kei Vater und kei Mutter war Alles tot und war Niemand mehr auf der Welt. Alles tot, und es ist hingangen und hat greint Tag und Nacht. Und weil auf der Erd Niemand mehr war, wollt's in Himmel gehn, und der Mond guckt es so freundlich an und wie's endlich zum Mond kam, war's ein Stück faul Holz und da ist es zur Sonn gangen und wie's zur Sonn kam, war's ein verreckt Sonneblum und wie's zu den Sterne kam, warens klei golde Mück, die waren angesteckt wie der Neuntöter sie auf die Schlehe steckt und wie's wieder auf die Erd wollt, war die Erd ein umgestürzter Hafen und war ganz allein und da hat sich's hingesetzt und geweint und da sitzt es noch und ist ganz allein.

Georg Büchner »Woyzeck« Lese- und Bühnenfassung 19. Szene

Ein Mann kommt des Weges
durch ein dunkles Tal.
Er ist mit Blut besudelt
und wandert in der Nacht.
Es ist ein schwerer Weg, ein schwarzer.
Voller Hoffnung will der Mann die Sonne sehn.

Die Sonne ist bei andern Menschen,
sie wurde von ihnen gefangen.
Sie besitzen sie.
Sie wollen sie nur für sich behalten.

Der Mann wird traurig,
als er das sieht.

Sie bestehlen ihn.
Sie betrügen ihn.
Sie verachten ihn.
Sie verfolgen ihn.
Sie sperren ihn ein.
Sie schlagen ihn.
Sie foltern ihn.
Sie töten ihn.

Sie haben ihn umgebracht.
(April 1978)

1. Kapitel

Traum 1975
Zu dritt stehen wir an meinem Fenster und sehen in die endlose Weite der sternklaren Nacht. Ein glitzerndes Pünktchen, ein Stern, nähert sich uns. Er verwandelt sich in eine schneeweiße Taube. Wie schön leuchtet das reine Weiß im tiefblauen Himmel!
Die wundersame Taube fliegt in mein Zimmer und setzt sich. Ein Gefühl von ewiger Harmonie breitet sich aus.
Voll Freude will ich dieses edle Tier berühren und nähere mich ihm, strecke zögernd meine Hand aus, da fällt plötzlich ein pechschwarzes Tuch über die Taube.
Mir stockt der Atem, ein schreckliches Grauen überkommt mich. Ich ziehe das Tuch weg – die Taube ist zu grauem Staub zerfallen.

Sommer 1979
Endlich waren die Sommerferien da. Auf den dreiwöchigen Ferienaufenthalt in der Nähe von Davos hatte ich mich schon lange gefreut. Meine Mutter und ich hatten uns nämlich entschlossen, allein dorthin zu fahren, da mein Vater sowieso arbeiten mußte.
Ich hatte mir außerdem vorgenommen, einige überflüssige Pfunde loszuwerden.
Übermütig fuhren wir beide am ersten Ferientag los. Doch schon am zweiten Tag überfiel mich während einer Wanderung Angst vor den bevorstehenden drei Wochen. Ich konnte mir nicht vorstellen, wie ich sie durchstehen sollte.
Mit der Zeit fühlten meine Mutter und ich uns immer isolierter. Manchmal gingen wir schon um sieben zu Bett, um der Trostlosigkeit zu entfliehen.
Schließlich lebte ich nur noch von Mahlzeit zu Mahlzeit. Die vielen Leute in den Restaurants oder Cafés nahmen mir wenigstens das Gefühl der Einsamkeit.
Mein größter Trost aber war, daß ich nach diesen Ferien etwas abgenommen haben würde. Um dies zu erreichen, sollte mein Abendessen nur aus Früchten bestehen. Meine Mut-

ter war so von meinem Plan überzeugt, daß sie auch mitmachte.
Als ich diese mühsamen Ferien hinter mich gebracht hatte, wog ich schon sieben Kilo weniger. Wenigstens etwas!
Irgendwo entdeckte ich ein Photo von Ché Guevara, auf dem er ausgestreckt am Boden liegt. So mager mußte ich ebenfalls werden!
Von da an gab es für mich fast nur noch zwei Kategorien von Leuten, die Dicken einerseits, die Schlanken andrerseits.
Ich fühlte mich wie neugeboren. Nun mußte ich nicht ständig darauf achten, meine Figur unter weiten Kleidern zu verbergen. Endlich konnte ich mich zeigen, wie ich wirklich war. Von allen Seiten flogen mir Komplimente zu. »Du hast ja gewaltig abgenommen!« »Daß du das durchgehalten hast!« »Welch hübsche Figur du jetzt hast!«
Wie verachtete ich nun die Dicken, die sich während der vielen vergeblich ausprobierten Abmagerungskuren nicht beherrschen konnten.
Doch plötzlich riß mich ein Gedanke aus meinen Wolken: Und wenn ich wieder zunehme? Was dann? Die panische Angst vor einer Gewichtszunahme war geboren.
Die erste Person, die mich zu meinem Erfolg nicht bedenkenlos beglückwünschte, war meine Turnlehrerin. Sie warnte mich vor zu raschem Abnehmen. Es gebe nämlich junge Mädchen, die sich halb zu Tode hungerten und nur mühsam wieder aufgepäppelt werden könnten. Diese Krankheit nenne sich Magersucht.
Ich versicherte ihr, gut achtzugeben. Einige Wochen später wußte ich aber, daß ich das Abnehmen nicht mehr stoppen konnte, nicht mehr stoppen wollte. Mein Gewicht lag schon unterhalb meines Idealgewichtes von siebenundvierzig Kilo. Ich begann Schlimmes zu ahnen.

Traum
Die endlos scheinende Ebene, die ich überflog, war über und über mit gräßlich verendeten Leichen übersät.
Eine Stimme sagte: »Sieh dir diese elenden Menschen an!«
Am Horizont erblickte ich eine gigantische Gestalt, einen Ritter, der breitbeinig dastand, unausweichlich, ein Schwert in der Hand.
Ein schwarzes Loch im Helm zog mich mit einer ungeheuren Kraft an, der ich nicht widerstehen konnte.

»Durch dieses Loch mußt du gehen!« befahl die mächtige Stimme.
Grauen packte mich.

Der Ehrgeiz, noch mehr abzunehmen, wurde immer größer. Mein Eßplan folgte dem Motto: jeden Tag etwas weniger als am Vortag.
Dieser Zwang verstärkte sich zunehmend, meine Gedanken kreisten fast nur noch ums Abnehmen. Um meine Hungergefühle auszuschalten, stürzte ich mich in viele Aktivitäten. Jeden Abend ging ich mit meinen beiden Freundinnen auf den Vita-Parcour. In der Schule ließ ich mich in den Schülerrat wählen und trat dem Schülerorchester bei.
Zu Hause begann ich wie wild zu stricken.
Das »Frühstück« nahm ich immer viel eher als meine Eltern ein. Ich täuschte vor, morgens normal zu essen, indem ich einige Brosamen auf meinem Teller verstreute und das Messer mit etwas Butter beschmierte. In Wirklichkeit trank ich aber nur eine große Menge Tee.
Schließlich unterließ ich auch dieses Täuschungsmanöver, da es mir zu mühsam wurde.
Beinahe jeden Tag stand ich nun etwas früher auf, manchmal sogar schon um halb fünf, obwohl ich erst Viertel nach sieben von zu Hause fortgehen mußte. Ich hatte nämlich ständig das Gefühl, keine Zeit mehr für meine Morgenteezeremonie zu haben, obwohl ich natürlich wußte, daß dafür eine Stunde mehr als ausgereicht hätte.

In der Zwischenzeit hatte ich meine beste Freundin verloren. Zunächst schmerzte mich das gewaltig, besonders als ich sie mit einer neuen Freundin umhergehen sah. Allmählich war mir aber auch das ganz egal. Ich wollte mich sowieso nur noch auf meine neue Freundin, das Abnehmen, konzentrieren.
Meine Turnlehrerin war mittlerweile davon überzeugt, daß ich magersüchtig sei. Sie machte mich mit einem Mädchen bekannt, das diese Krankheit angeblich ganz überwunden hatte. Als ich das Mädchen traf, fragte es mich zuerst nach meinem Gewicht. Da ich Vertrauen zu ihr gefaßt hatte, sagte ich es ihr, doch sie glaubte mir nicht. Ich würde gewiß nicht einmal vierzig Kilo wiegen, meinte sie. Erst später erinnerte ich mich daran, daß ich schon früher immer viel leichter geschätzt wurde, als ich wirklich war. Das Mädchen hatte viel Unangenehmes erlebt

während sie krank war und mußte einige Male ins Spital, aber ihre Erzählungen vermochten nicht, mich von meinem Vorhaben, noch mehr abzunehmen, abzubringen.
Immer mehr wurde ich von der Turnlehrerin umsorgt. Sie war die einzige meiner Lehrer, die sich getraute, mit mir über mein Hungern zu reden. Immer wieder gab sie mir gutgemeinte Essensvorschläge, bis ich meinen Mut zusammennahm und ihr offen sagte, ich wolle ja gar nicht essen. Es tat mir weh, sie so scharf abzuweisen.

Mein Essen hatte sich auf ein absolutes Minimum reduziert: morgens Tee, mittags etwas Salat, abends Tee. Zwischendurch erlaubte ich mir ab und zu einen kleinen Apfel.
Meine aufgebaute Eßbarriere war stahlhart und schützte mich vor allen genüßlichen Verführungen. Jedesmal, wenn ich mich gut beherrschen konnte, wurde sie noch stabiler. Ich war beruhigt, das Essen konnte mir nichts mehr anhaben.
Später wurde mir bewußt, daß ich mir beim Anblick von etwas Eßbarem gar nicht mehr vorstellen konnte, daß jemand es essen könnte. Es kam mir wie ein fremder Gegenstand vor.
Die Eßwaren wurden für mich zu künstlichen Gebilden.
Mein Hungergefühl hatte ich längst ins Unbewußte verdrängt, von wo aus es aber trotzdem weiterwirkte.
Mit großem Interesse begann ich zu kochen und zu backen und probierte viele neue Rezepte aus. Dem Kochen gingen lange Vorbereitungsphasen voraus. Ich blätterte in unzähligen Kochbüchern und betrachtete die schönen Photos.
Ich genoß es auch, meinen Eltern beim Essen zuzusehen! Ich aß buchstäblich mit den Augen mit, was mich anschließend ein Völlegefühl spüren ließ, als ob ich wirklich gegessen hätte.
Auch nachts träumte ich meistens von wunderbaren Mahlzeiten, die ich gierig verschlang. Am Morgen war ich dann »vollgestopft«, was mich natürlich daran hinderte, wirklich etwas zu mir zu nehmen.

Meine Eltern wurden immer unruhiger. Schließlich schickten sie mich zu Hausarzt Dr. Peter.
Dr. Peter kannte mich schon von klein auf. Er war von gedrungener Gestalt, Ende fünfzig, weißhaarig, Anthroposoph – Äskulap persönlich. Er war sehr feinfühlig, ich mußte mich bei ihm zum Beispiel nie ausziehen. Besonders auffallend waren seine kleinen, äußerst gütigen, lebhaften Augen. In seinem Ses-

sel hinter dem Schreibtisch glich er einem weisen Philosophen. So jedenfalls wirkte er damals auf mich.
Ich mußte auf ihn einen sehr verschlossenen Eindruck gemacht haben, jedenfalls äußerte er sich einmal meiner Mutter gegenüber, ich würde immer wie eine Sphinx vor ihm sitzen. Zu meiner Verwunderung und Beruhigung wollte er mir gar nicht einreden, unbedingt mehr zu essen. Lange Zeit sprach er über die soziale und religiöse Bedeutung des Essens, über die Schönheit einer Ähre und über die Verarbeitung des Korns zu Brot.
Er verschrieb mir einige Medikamente, unter anderem ein appetitanregendes, von dem ich schon im voraus wußte, daß es nichts bewirken würde.
Da er meinte, es mangle mir an Appetit, sagte ich ihm voller Stolz bei einer der folgenden Konsultationen, daß ich gut essen könne, daß ich aber nicht essen *wolle*, daß ich mich weigere.
In einer späteren Phase verweigerte ich sogar alle Medikamente, da ich fürchtete, sie würden versteckte Kalorien enthalten. Dr. Peter zwang mich nicht, sie weiterhin zu nehmen, da er der Meinung war, gegen meinen Willen eingenommen, würden sie kaum wirken.
Schuldgefühle plagten mich. Dr. Peter war so nett, und ich kämpfte mit allen Mitteln gegen seine Methoden.

Herbstferien
Verreiste mit meinen Eltern nach Paris, um einmal einen flüchtigen Blick von dieser Großstadt zu erhaschen.
Nach der Bahnfahrt total erschöpft. Ausruhen im Hotel bis zum Abend. Erster Morgen: Ziemlicher Schock. Riesensaal, unzählige Tische, Menschen wimmeln wie Ameisen. Liebloses Tablett mit dem Frühstück wurde uns in die Hand gedrückt.
Abräumen. Berge von Brötchen wurden einfach fortgeworfen.
Grund: Einige Leute aßen aus Gewohnheit nur die Brotrinde, das Weiche ließen sie liegen.
Abscheu gegen diese Vollgefressenen, Immersatten, die in ihrem Leben niemals hungern müssen, die in ihrer vollgefressenen Gleichgültigkeit und Passivität noch dazu beitragen, daß andere hungern müssen!!
Mein Getränk der Woche: Schwarzer Tee und Verveinetee (offenbar einzige Teesorten in Paris, schmeckt scheußlich, wenigstens kalorienfrei). Flüchtige Rückerinnerung: gräß-

liche Metrostationen, endlose Schläuche von Irrwegen, steile Treppen, bis man schließlich die richtige Station gefunden hatte.
Zum ersten Mal spürte ich wirklich, wie mir dieses ewige Treppensteigen immer mehr Mühe bereitete. Immer öfter knickten meine Beine ein und drohten, mich nicht mehr weiterzutragen. Das gab mir zu denken, weil ich wenige Wochen vorher noch mühelos stundenlange Bergtouren unternommen hatte.
Allmählich entwickelte ich eine raffinierte Technik, die sich gut bewährte. Ich redete mir einfach ein, überhaupt nichts von der Schwäche zu fühlen, und bewegte mich nur noch mit meinem Willen voran. Ich verschanzte mich sozusagen im Kopf und ließ meine Beine einfach mitlaufen. Mein Körper war eine Maschine, an die die Beine angekoppelt waren.
Jeden Abend ließ ich mich überglücklich ins Bett fallen, überglücklich, wieder einen Tag mehr überstanden zu haben. Die Natur, mein Körper, hatten mich noch nicht in die Knie gezwungen! Ich blieb immer noch Sieger im Kampf gegen alles, obwohl ich merkte, wie die Schwäche langsam meine Macht und Erhabenheit untergrub.

Nach den Herbstferien stellte ich fest, daß ich auf der Straße von vielen Leuten erschreckt angestarrt wurde. Auch traf mich manch heimlicher Blick von Schulkameraden. Diese Blicke schüchterten mich anfangs etwas ein, doch dann entschloß ich mich, bei fremden Leuten einfach zurückzustarren, um sie zu schockieren. Ich wollte ihnen am liebsten ins Gesicht schreien: »Gafft mich doch an! Wie ihr seht, bin ich noch ganz lebendig, ein lebendiges Skelett. Das habt ihr in eurer satten Welt wohl noch nie gesehen. Seht nur, mit wie wenig Nahrung ich doch leben kann! Ihr braucht eben mehr, weil ihr nicht anders könnt, weil es euch an Selbstbeherrschung fehlt. Betrachtet zuerst mal euch selbst, *ihr* seid doch die armen Geschöpfe!«
Meine Schulkameraden verstummten zunehmend. Sie getrauten sich kaum noch, mit mir zu reden. Sie waren verunsichert und wußten nicht, wie sie sich mir gegenüber verhalten sollten. So entstand ein immer größeres Vakuum zwischen mir und meinen Bekannten, Freunden und Kameraden.
In dieser Zeit trafen wir während eines Festes einen Kollegen meines Vaters, den ich zuvor höchstens einmal gesehen hatte. Er kam gestikulierend auf uns zu und rief mir lachend entgegen: »So, so. Du bist jetzt also dieses Mädchen, das kaum mehr et-

was ißt, weswegen wir euch nicht einmal zu einem Kaninchenbraten einladen konnten.«
Diese Direktheit freute mich riesig. Endlich jemand, der nicht vorzuheucheln versuchte, meine Magerkeit zu übersehen, jemand, der dieses Vakuum durchdrang!

Meine panische Angst vor Gewichtszunahme hätte sich kaum noch verstärken können, da sie sicher ein Maximum erreicht hatte. Eine innere Stimme dirigierte mich ständig herum: »Wenn du die Rolltreppe benutzt, verbrennst du weniger Kalorien, als wenn du die Treppe hinaufrennst!« »Achtung! Der Leim der Briefmarken könnte ebenfalls Kalorien enthalten, lecke sie deshalb besser nicht ab!« »Stehen verbraucht mehr Kalorien als Sitzen, noch besser ist, wenn du dich bewegst!« usw. Diese Stimme wurde immer dämonischer. Durch die zunehmende Schwäche fiel es mir ja immer schwerer, ihren Forderungen nachzukommen. Ich *mußte* sie aber erfüllen, da ich mir sonst viel zu viele Selbstvorwürfe gemacht hätte.
Soeben hatte ich noch geglaubt, den Fesseln des Körpers entwichen zu sein, und schon war ich unter die Herrschaft dieser unerbittlichen Stimme geraten.

Ausgerechnet in dieser Verfassung sollte ich von der Schule aus einen Kochkurs besuchen, obwohl ich doch schon kochen konnte. Für uns Mädchen, die das Untergymnasium und nicht die Sekundarschule besucht hatten, war dieser Kurs obligatorisch. Wieder wollte man uns in die bürgerliche Hausfrauenrolle drängen!
Wenigstens war die Lehrerin nicht so hausbacken, auch gab es neben vier Klassenkameradinnen und einigen Hausfrauen sogar noch zwei Studenten, die ins Geheimnis der gutbürgerlichen Kochkunst eingeführt werden wollten.
Am ersten Abend graute es mir die ganze Zeit über vor dem Essen, während sich die andern immer mehr darauf freuten. Schließlich war es soweit. Ich drückte ein paar Gabeln vom schrecklichen Gemüse herunter, das von Fett troff. Zu mehr konnte ich mich nicht überwinden. Die ganze Nacht lang lag dieser widerliche Fremdkörper in meinem Magen.
Es war ein Horror, daran zu denken, daß es nun ein halbes Jahr lang so weitergehen sollte. Deshalb entschloß ich mich dazu, die Kochlehrerin um Rat zu fragen.
Tatsächlich riß ich in der folgenden Stunde all meinen Mut zu-

sammen, um zu ihr hinzugehen. Ich sagte, ihr sei ja beim letzten Mal sicher aufgefallen, wie wenig ich gegessen hätte. Ich sei magersüchtig, würde aber von der Schule gezwungen, diesen Kochkurs zu absolvieren. Ob ich in Zukunft nicht auf das Essen verzichten und früher nach Hause gehen könne.
Glücklicherweise willigte sie ein.

Nach den Elternsprechtagen erfuhr ich endlich, was die Lehrer über mich und mein Magersein dachten. Der Lateinlehrer äußerte die Vermutung, ich nähme Heroin, was mich äußerst verwunderte, weil ich glaubte, dieser Lehrer wandle nur in seiner geliebten Antike umher.
Bei meinem Deutschlehrer kam es sogar zu einem richtigen Zusammenstoß. Er warf meinen Eltern vor, mir nur immer das Negative gezeigt, mich viel zu früh mit Weltproblemen konfrontiert zu haben. Etwas mag an seinem Vorwurf vielleicht dran sein.
Jedenfalls setzten sich nun die politischen Uneinigkeiten, die schon lange zwischen mir und dem Lehrer entbrannt waren, zwischen ihm und meinen Eltern fort – zwei verhärtete Fronten. Als ich später etwas mehr darüber nachgedacht hatte, rührte mich ein wenig, wie sich der Lehrer eigentlich für mich einsetzen wollte.
Für andere Lehrer waren wiederum die Noten das wichtigste Gesprächsthema.
Die Turnlehrerin riet meinen Eltern, mich so schnell wie möglich ins Spital zu bringen, wo man mich zwangsernähren würde. Es stehe nämlich schon sehr schlimm mit mir, man sehe ja schon deutlich meine Venen hervorstehen.

Oft werde ich gefragt, was ich denn in jener Zeit gefühlt und empfunden habe.
Dazu muß ich sagen, daß die Magersucht zwei Seiten hat, eine positive und eine negative. Einerseits war mein ausgehungerter Körper nach einer Phase der Hyperaktivität in eine Apathie geraten.
Mein ganzes Empfinden, Fühlen und Erleben hatte sich stark verändert. Ich lebte überhaupt nur noch in zwei Extremen, entweder in einer euphorisch-ekstatischen oder in einer depressiven Stimmung, entweder »himmelhoch jauchzend« oder »zu Tode betrübt«. Diese Stimmungen konnten innerhalb kurzer Zeit, innerhalb weniger Minuten sogar, wechseln.

Die depressiven Phasen nahmen bei meiner extremsten Magerkeit (ca. dreißig Kilo) und auch später immer mehr überhand. In einer solchen Stimmung war ich zu gar nichts fähig, ich spürte nur eine gähnende Leere und Langeweile in mir.
Während einer Hochstimmung überkam mich jedesmal eine große Ruhe und Zufriedenheit. Ich lebte sehr intensiv in der Gegenwart, was mir zuvor nie richtig gelungen war, und hatte das Gefühl, durch nichts mehr bedrückt zu werden. Endlich hatte ich auch erreicht, mit meinem Körper zufrieden zu sein. Dieses elende Häufchen gehörte nun wirklich mir allein.
Wahrnehmungsfähigkeit und Sensibilität waren ungeheuer gesteigert. In freier Natur fühlte ich mich harmonisch, zeitlos, ewig, unvergänglich, über dem Boden schwebend, gleichzeitig aber ganz und gar mit der Erde verbunden und verwachsen. Jegliches Zeit- und Raumgefühl war verschwunden.
Jede Wahrnehmung sog ich mit meinem ganzen Körper auf.
Im Frühling fühlte ich die riesige Kraft, mit der das neue Leben aus dem Boden drang. Eine ganz besondere Zuneigung empfand ich plötzlich auch für den blassen Mond, der fast jede Nacht in mein Bett schien.
Er wurde zu meinem nächtlichen Begleiter.
Die Gewißheit überkam mich, daß alles, jedes noch so kleine Detail, einen absoluten Sinn haben muß, daß allem eine göttliche Kraft innewohnt. Oft rührte mich die Schönheit der Natur, eines Musikstücks oder eines Textes zu Tränen. Ich hatte den Weltgrund, das Göttliche gefunden!
Am liebsten hätte ich den ganzen Tag Franz von Assisis »Sonnengesang« rezitiert. Mit größter Begeisterung begann ich, Carlos Castanedas »Die Lehren des Don Juan« zu lesen.
Sank ich abends total erschöpft in mein Bett, war ich überglücklich. Jegliche Todesangst war von mir gewichen. Ich war gewiß, immer schwächer und schwächer zu werden und einmal einfach einzuschlafen. Ich freute mich sogar fast ein wenig auf den Tod, obwohl ich schon lieber noch ein bißchen weiterleben wollte.
Solche Erlebnisse stellen einem Heilungsprozeß natürlich große Hindernisse in den Weg, wenigstens solange noch keine gleichwertige Alternative in Aussicht steht. Für mich kommt dem Magersein deshalb die Funktion einer Droge zu, mittels der man versucht, sich passiv in eine paradiesische Welt zurückversetzen zu lassen. Auch unter diesem Aspekt ist Magersucht eine Sucht. (Jemand sagte einmal, »Sucht« käme von »suchen«, obwohl dies etymologisch natürlich nicht stimmt.)

Die körperlichen Folgen hingegen sahen schon etwas weniger rosig aus. Als erstes blieb die Menstruation aus, was mich aber riesig freute. Endlich konnte ich mich an ihr rächen! Sie hatte mir bei ihrem ersten Auftreten einen Riesenschreck versetzt. Wie hatte ich den Gedanken gehaßt: Nun bist du eine körperlich reife Frau, bereit, mit einem Jungen zu schlafen.

Ich fror immer stärker. Das Sitzen und Gehen bereitete mir Schmerzen. In der Schule rollte ich meinen Mantel zusammen, um mich auf ihn zu setzen. Beim Gehen spürte ich den Knochen in der Ferse, so daß ich dicke Wollsocken anziehen mußte.

Die Schwäche in den Knien und Armen zwang mich bald dazu, den Turnunterricht zu schwänzen und beim Schularzt eine Freistellung zu beantragen. Bald hatte ich nicht einmal mehr Kraft, die Gitarre zu halten und die Saiten niederzudrücken. Sogar meine Arbeit im Schülerrat, Geigenstunden und Orchester mußte ich aufgeben.

Während ich tagsüber sehr nervös war, fiel ich abends in einen todähnlichen Schlaf.

Der Puls wurde träge, der Blutdruck sank. Außerdem veränderte sich meine Haut, sie wurde immer schuppiger und fahler. Als die eigenartig glänzenden Haare auszufallen begannen, machte mir das am meisten zu schaffen, weil ich mich schon mit einer großen Glatze herumlaufen sah.

Nicht einmal mehr richtig lachen konnte ich, da die Haut um den Mund zu sehr spannte. Versuchte ich es trotz dem, sah ich wie ein Affe aus.

Auch die Stimme wurde anders, ziemlich piepsend, und ich hörte sie, als ob meine Ohren mit Wasser verstopft wären.

Mehr und mehr bereiteten mir logische Gedankenfolgen, z. B. in der Mathematik, Schwierigkeiten, obwohl mir dieses Fach früher niemals besondere Mühe gemacht hatte.

Eigenartigerweise begannen mich alltägliche Entscheidungen zu quälen. Wollte ich beispielsweise einen Apfel essen, so wählte ich den kleinsten aus. Gab es aber viele gleich kleine, so mußte ich immer meine letzte Kraft zusammenreißen, um mich endlich entscheiden zu können.

Mein ganzer Körper glich dem eines Hungernden aus einem Land der Dritten Welt.

Im Biologieunterricht machte ich mir direkt einen Spaß daraus, Knochen, die uns der Lehrer an einem echten Skelett zeigte, an meinem eigenen Körper zu finden und zu spüren. Darauf war

ich äußerst stolz, weil diese Teile bei den anderen mit Fett verdeckt waren.
Dies alles genügte natürlich nicht, um mich zum Zunehmen zu bewegen. Ich empfand mich immer noch als zu dick, obwohl ich wußte, daß das gewiß nicht der Fall war.
Das Körperbild, das ich von mir hatte, war äußerst verzerrt. Es konnte sich nicht so schnell umwandeln, wie mein Körper sich verkleinerte. (Später, als ich innerhalb kurzer Zeit ins dicke Extrem fiel, geschah dasselbe. Obwohl ich schon ziemlich dick war, hatte ich lange Zeit das Gefühl, ich sei noch mager.) Dabei kommen mir die Chinesen in den Sinn, die früher während einer langen Reise jeweils nach drei Tagen einen Ruhetag einschalteten, damit die Seele nachkomme. In meinem Fall kam also die Seele, oder das innere Bild, nicht nach.
Erst als ich merkte, daß ich meine Oberschenkel mit beiden Händen umklammern konnte, wurde mir bewußt, wie mager ich tatsächlich war. Aber diese freudige Entdeckung spornte mich nur noch weiter an abzunehmen.

Am ersten Advent 1979 erlebte ich etwas, das mich bis ins Innerste traf.
Am Vorabend des ersten Advent ging ich früh zu Bett, da ich total erschöpft war. Mit einigen Schulkollegen hatte ich bei eisiger Kälte eine Standaktion für die Indianer Nordamerikas durchgeführt.
Noch nie zuvor hatte ich mich körperlich derart schwach gefühlt, was mich wieder einmal veranlaßte, über meine ungewisse Zukunft nachzudenken. Eines war sicher, essen wollte ich nicht. Sterben wollte ich aber auch nicht, obwohl ich keine Angst mehr davor hatte.
Ich stand in einem unauflösbaren Konflikt, Leben und Tod rangen um mich. Mitten in diesem Kampf schlief ich ein. Am nächsten Morgen fühlte ich mich nicht mehr so schwach wie am Vortag. Wie immer setzte ich mich zu Tisch, um meinen Tee zu trinken.
Mein Vater schnitt sich ein Stück Käse ab. Da durchschoß es mich wie ein Blitz! Es war, als öffne sich vor mir eine strahlende, paradiesische Welt. Ein gewaltiges Erdbeben zerstörte die Mauern meiner einsamen Gefängniszelle. Angesichts dieses kurzen Augenblicks konnte ich nur schweigen und staunen.
Vor Freude mußte ich weinen.
Nach diesem beinahe mystischen Erlebnis erklärte ich meinen

Eltern, daß ich wieder wie früher mit ihnen essen wolle. Meine Mutter bat ich, am Abend eine Pizza zu machen.

Für mich war dieses Erlebnis das schönste Weihnachtsgeschenk. Leider verlor es mit der Zeit immer mehr an Kraft. Aber mein Versprechen, nun wieder zu essen, hielt ich vorläufig. Ich aß zwar immer noch weniger als meine Eltern, aber ich aß und freute mich sogar darüber. Jeden Tag lernte ich wieder neu den Geschmack und den Duft der verschiedenen Speisen kennen. Sie schmeckten himmlisch!
Nach meiner langen Selbstisolation hungerte ich geradezu wieder nach menschlichem Kontakt. Ich fühlte mich ungeheuer erleichtert, da alle Zwänge von mir abgefallen waren. Ich war wiedergeboren worden. Mir war, als koste ich alles zum ersten Mal voll aus.
Leider dauerte all dies nur einige Wochen. Allmählich kamen meine Depressionen wieder, stellte sich die panische Angst vor Gewichtszunahme wieder ein, glücklicherweise aber nicht mehr so stark wie vorher. Ich aß zwar zu allen drei Mahlzeiten etwas, aber wieder immer weniger.

Als ich zum Schularzt gehen mußte, um meine Freistellung fürs Turnen abzuholen, war ich erstaunt und zugleich erleichtert, als ich auf dem Zettel las, ich sei wegen Kreislaufstörungen vom Turnunterricht befreit worden.
Der Schularzt musterte mich lange, dann gab er mir den gutgemeinten Rat, ich solle während der Weihnachtsferien viel Fettes essen. Mein Ekel vor jeglichem Essen überfiel mich wieder. Nur um vom Schularzt in Ruhe gelassen zu werden, gab ich ihm mein Versprechen. Am liebsten hätte ich ihm ins Gesicht geschrien, ich wolle überhaupt nichts mehr essen, aber ich wollte den armen, schon ziemlich senilen Mann, der überhaupt nichts über diese Krankheit zu wissen schien, nicht schockieren oder verletzen.

Weihnachten feierten wir bei den Großeltern. Endlich sollte ich meine Cousine Sabine, die ebenfalls sechzehn war, wiedersehen. Ich habe sie immer um ihre magere Figur und ihre Weltgewandtheit beneidet. Nun hatte ich sie wenigstens in einem geschlagen! Endlich war ich nicht mehr das »Pummerli«! Jetzt war sie die »dickere«. Das machte mich stolz.
Ihren Vater hatte ich mit meiner Magerkeit wahrscheinlich ganz

besonders schockiert. Er brachte nur über die Lippen, ich hätte ja gewaltig abgenommen, was mir aber gut stehe. Dieses Anhängsel, »was mir aber gut stehe«, deutete ich als Verlegenheitsreaktion, da ja sogar ich zugeben mußte, daß ich keineswegs hübsch aussah.
An einem der folgenden Tage besuchte ich mit Sabine ein Konzert der südamerikanischen Gruppe Los Jairas im autonomen Jugendzentrum von Biel, einem bunt bemalten Gaskessel, der bekannt ist als Umschlagplatz für Drogen. Die Kugel war vollgestopft mit Leuten jeden Alters.
Plötzlich entdeckte ich ein ebenso abgemagertes Mädchen wie mich. Sofort fühlte ich Sympathie und eine gewisse Solidarität zu ihr. Sie mußte ebenfalls eine Widerstandskämpferin gegen alles sein!
Als ich Sabine nach diesem Mädchen fragte, erzählte sie mir, es sei schon seit längerer Zeit heroinabhängig. Vor kurzem sei es im Spital gewesen, hätte etwas zugenommen, sei aber nachher wieder völlig abgemagert.

2. Kapitel

Mein Zustand hatte sich wieder rapide verschlechtert. Zwar hielt ich mein Versprechen immer noch, während der Mahlzeiten zu essen, doch ich aß dabei so wenig, daß ich noch mehr an Gewicht verlor.
Nach dem Essen durchwühlte ich oft den Kehrichteimer nach eßbaren Abfällen. Manchmal fand ich noch einige Käserinden, von denen ich etwas abschaben konnte. Überhaupt hatte ich jegliches Ekelgefühl verloren. Ich kam mir wie ein verwildertes, hungriges Tier vor.
Meine Stimmungsschwankungen verstärkten sich immer mehr, aber die tiefen Depressionen überwogen eindeutig. Ich fühlte mich völlig leer, hatte überhaupt keine Ideen mehr, so daß ich oft einfach dastand oder dasaß, ohne etwas zu tun.
Schließlich wurde mein Zustand so schlimm, daß meine Mutter Dr. Peter anrief. Dieser meldete uns gleich bei Prof. Steiner, einem Psychiater in Zürich, zu einer Unterredung an. Schon wenige Tage später, am 3. Januar 1980, konnten wir zu ihm gehen. Ich war überrascht, als ein kleiner, alter Mann in weißem Kittel ins Wartezimmer trat und sich vorstellte.
Nachdem meine Eltern lange mit ihm gesprochen hatten, kam ich an die Reihe. Ich fühlte mich sogleich geborgen, und mein erster Eindruck von ihm als sehr durchgeistigter und weiser Mann sollte sich bestätigen.
Er fragte mich nach meinen Interessen und Berufsabsichten. Lange sprachen wir über die Indianer, die ihn offensichtlich auch interessierten. Er erzählte mir von einem seiner Kollegen, der Kontakt zu einer indianischen Arztfamilie habe.
Nur so am Rande kam er auf meinen körperlichen Zustand zu sprechen. Wie ganz anders als der Schularzt ging doch er dieses Problem an, mit Liebe und viel Einfühlungsvermögen.
Durch diese feine Methode gelang es ihm, meinen inneren Widerstand zu brechen. Er aktivierte wenigstens für eine gewisse, wenn auch kurze Zeit die positiven Kräfte in mir. Gleichzeitig brachte er mich in einen großen Konflikt. Einerseits wollte ich ihn nicht verletzen, andrerseits konnte ich mich einfach nicht überwinden, mehr zu essen.

Zum Schluß forderte er mich auf, ihm doch zu schreiben, wenn ich wolle. Ein etwa zweijähriger Briefwechsel bahnte sich an. Nun hatte ich jemanden, der mir half, meine Last, die mir oft genug unerträglich erschien, zu tragen. Mich in Briefen mitzuteilen, fiel mir wesentlich leichter, als mich während eines Gesprächs auszudrücken. Es kostete mich weniger Überwindung.
Da trotz allem die Depressionen nicht schwächer wurden, schlug mir Dr. Peter vor, in eine Psychotherapie zu gehen. Nachdem ich mich dazu entschlossen hatte, meldete er mich beim Kinder- und Jugendpsychiatrischen Dienst an. Nun setzte ich all meine Hoffnungen in diese Behandlung.
Inzwischen fiel ich auch in der Schule aus, da ich kaum noch die Treppen hochkam und meine Fähigkeit zu denken besorgniserregend abgenommen hatte. Jeder Schultag war zu einer Riesenqual geworden.

Vor dem ersten Aufnahmegespräch für die Psychotherapie wartete ich aufgeregt auf dem Flur und beobachtete die vielen Leute, die ständig ins Büro gingen und wieder herauskamen, um jemanden von den Wartenden aufzurufen. Bei jedem, der im Büro verschwand, stellte ich mir vor, dies sei vielleicht derjenige, zu dem ich in Therapie kommen würde.
Tatsächlich wurde ich auch von demjenigen aufgerufen, von dem ich es am meisten vermutet hatte. Aber ich war doch etwas enttäuscht, weil ich mir eher jemanden mit Bart gewünscht hätte. (Die meisten Männer, die hier arbeiteten, trugen einen. Der Bart hat für mich etwas Beschützendes, Väterliches.)
Nachdem mich Dr. D. in ein Zimmer des Nebenhauses geführt hatte und wir uns in die bequemen Sessel gesetzt hatten, fragte er mich, was ich mir unter einer Psychotherapie vorstelle und davon erhoffe. Er stellte viele Fragen über Familie, Interessen usw. und ließ mich meine Situation beschreiben. Offenbar war er ziemlich erstaunt darüber, wie genau ich ihm meine depressiven Verstimmungen schildern konnte, da Magersüchtige sich im allgemeinen nur schlecht über ihre Lage äußern können. Ich war wieder einmal stolz darauf, mich nicht so einfach in eine bestimmte Kategorie von Magersüchtigen einordnen zu lassen.
Dr. D. gab mir Bedenkzeit. Falls ich mich wirklich behandeln lassen wolle, solle ich ihn anrufen. Nach wenigen Tagen schon telefonierte ich mit ihm, und wir trafen uns kurz darauf zum zweiten Mal.

Er erklärte mir, wahrscheinlich werde nicht er die Therapie durchführen, da er Kinderarzt sei. Zwar war ich, weil ich mich schon etwas an ihn gewöhnt hatte, wieder ein wenig enttäuscht, aber ich beschloß, mich nochmals überraschen zu lassen, vielleicht kam ich doch noch zu einem Bärtigen.

Einige Wochen später wartete ich wiederum gespannt und spielte das gleiche Ratespiel. Das Büro kam mir wie ein Bienenstock vor. Plötzlich riß mich eine Stimme aus meinem Phantasieren. Da ich erwartet hatte, von jemand aus dem Büro aufgerufen zu werden, war ich zunächst ziemlich verwirrt. Mein Blick fiel auf einen großen Schäferhund, der die Treppe heruntertrottete. Doch dann sah ich den Mann, der mich gerufen hatte und sich als Herr Hagen vorstellte.
Ich erschrak, weil ich einen jüngeren Mann erwartet hatte. Nicht einmal einen Bart hatte er. Zorn stieg in mir hoch. Wie haßte ich diesen Mann, ohne ihn zu kennen, auf den ersten Blick! Ich bereute, mich überhaupt für eine Therapie entschieden zu haben.
Der meint wohl, er könne mich wieder zum Essen bringen!
Mich wird er niemals kriegen!
Beim Betreten seines Zimmers fielen mir zuerst die beiden Bilder an der Wand auf: Auf einem war eine leuchtende, große Sonnenblume vor dunklem Hintergrund gemalt. Das andere Bild stammte von Rousseau, einem meiner Lieblingsmaler.
Auf einem Regal lagerte eine riesige Menge von Plastikindianern. Ich stellte mir vor, wie lächerlich das wirken mußte, wenn dieser alte Mann damit spielen würde. Oder wollte er mich vielleicht mit einer »Plastikindianertherapie« behandeln? Das Fach darunter war offenbar der Stammplatz für mindestens einen Apfel.
Nachdem ich mich gesetzt hatte, fielen mir sofort die vielen herumliegenden Pfeifen auf. Offenbar gab es da noch jemanden, der süchtig war.
Aber wie sollte ein Süchtiger einen andern Süchtigen behandeln?
Wie sollte mich überhaupt jemand heilen können, der sicher noch nie echten Hunger erlebt hatte?
»Der Fremde« sprach mich nun an. Da er mir nur einige Worte entlocken konnte, meinte er wahrscheinlich, es sei sinnlos, weiterzubohren, und überhäufte mich mit Papier. Ich sollte durch

und durch getestet werden: Familientest, Wartegg-Test, Baumtest, Szondi-Test.
Es hieß nun aufzupassen. Jetzt wurde versucht, mir Dinge zu entlocken, die ich vielleicht lieber verschweigen würde.
Plötzlich durchfuhr mich der Gedanke: Und wenn es ihn vor mir, vor meiner Magerkeit ekelt? Franz von Assisi kam mir in den Sinn. Ihn hatten die Pestkranken zuerst ebenfalls angeekelt. Später konnte er diesen Abscheu vor den eitrigen Pestbeulen überwinden und küßte die Kranken sogar. Eine kleine Hoffnung?
Falls es dem »Fremden« nicht paßt, kann er sich ja auf seinen Lohn am Ende des Monats vertrösten, und sowieso, eine Stunde ist schnell vorbei.
Nachdem er mir die psychotherapeutische Technik der »aktiven Imagination« kurz beschrieben hatte, forderte er mich auf, mich auf die Couch zu legen, die unter dem Sonnenblumenbild stand. Doch zuerst legte er ein Tüchlein aufs Kissen und eine Plastikhülle aufs Bettende.
Bin ich denn so ein Dreckschwein, daß die Couch vor mir geschützt werden muß? Ach, du beziehst wieder mal alles auf dich persönlich!
Schließlich verdunkelte er das Zimmer, setzte sich in einen Sessel neben mich und legte lässig seine Füße auf den Heizkörper. Dadurch gefiel er mir schon ein wenig besser. Er stopfte sich sein Pfeifchen und sagte zu mir, ich solle mir vorstellen, ich befände mich in einem Märchenwald, wo ja alles Mögliche geschehen könne.
Ich kann mich nur noch schwach an jene erste Imagination erinnern. Vor mir sah ich eine faule, grasende Kuh, die nur in Ruhe gelassen werden wollte. Sie schien lustvoll ihr Leben zu genießen und wollte dabei von niemandem gestört werden.
In den nächsten Imaginationen war ich ziemlich aktiv, es entstanden mehr oder weniger lustige Geschichten. Nie ließ ich mich aber echt von diesen Bildern beeindrucken, stärkere Gefühle fehlten, so kommt es mir wenigstens rückblickend vor. Noch heute habe ich ähnliche Probleme. Jetzt verharre ich zu oft in einer passiven Haltung, was damals nicht der Fall war. In gewissen Phasen zweifle ich auch daran, ob diese Methode des Imaginierens für mich wirksam ist, ob es mir überhaupt je gelingen wird, einmal meine Denkmaschine abzuschalten, die Bilder wirklich ungehindert aufsteigen zu lassen und jeder Figur ihre Autonomie zuzugestehen.

Bei einem der nächsten Male scheiterte die »Manteltherapie«. »Der Fremde« zeigte mir einen Haken an der Tür, woran ich meinen Mantel hängen könne. Aber mit großer Beharrlichkeit bestand ich darauf, den Mantel in meinem Sessel zu behalten. Den durfte mir »der Fremde« nicht auch noch wegnehmen. Wenn ich den Mantel neben mir spürte, kam ich mir etwas weniger ausgeliefert vor. Ich konnte mich an ihm festhalten. Er war mein schweigender Gefährte.
Da Herr Hagen, wie sich »der Fremde« ja nannte, ebenfalls sehr verschlossen war, dauerte es ziemlich lange, bis er nicht mehr nur »der Fremde« war, und immer noch wandte ich mich eher Herrn Steiner zu und schrieb ihm, wenn es mir schlecht ging.

Meine Mutter erzählte mir, eine unserer Bekannten, die ebenfalls im Kinder- und Jugendpsychiatrischen Dienst arbeitete, hätte sie gefragt, ob ich schon unter ärztlicher »Obhut« stehe, ob man mich schon gewogen und die entsprechenden Maßnahmen ergriffen hätte.
Da bekam ich plötzlich Angst, weil ich wußte, was das bedeuten würde. Ich tröstete mich mit der Hoffnung, daß man bei mir vielleicht eine andere Methode anwendete.
Am Ende einer der nächsten Therapiestunden klingelte das Telefon. Herr Hagen hob den Hörer ab und sagte nur: »Wir werden gleich rüberkommen.« Dieses »wir« ging mir durch Mark und Bein. Eine schlimme Ahnung stieg in mir auf.
Herr Hagen eröffnete mir, er werde mich nun zu Frau Weibel, der Ärztin, bringen. Angst und Haß überkamen mich. Sollte ich einfach davonlaufen? »Der Fremde« würde mich niemals einholen. Diesen Mut brachte ich aber nicht auf.
Das Bild einer weißgekleideten Hyäne, eines grauhaarigen Handarbeitslehrerinnen-Blaustrumpfs, eingebildet auf einen Doktortitel, kam mir vor Augen.
Eine junge, lächelnde Frau ohne weißen Arztkittel empfing uns! Trotzdem traf es mich, als Herr Hagen sich verabschiedete. Ich fühlte mich ausgeliefert. Das erste Mal sehnte ich mich danach, vom »Fremden« beschützt zu werden.
Frau Weibel war ziemlich gesprächig. Sie fragte mich dies und das, und wieder stieg Hoffnung in mir auf, daß sie vielleicht nur mit mir sprechen wolle. Aber schließlich zückte sie ein vorgedrucktes Formular und begann, präzisere Fragen zu stellen.
Danach befahl sie mir, mich auszuziehen. Und da war das

Längstbefürchtete! Alle meine Kindheitsängste in bezug auf Ärzte stiegen in mir hoch. Wie hatte ich mich doch schon als kleines Kind immer geschämt, mich vor den fremden Ärzten auszuziehen. Früher mußte ich mich nämlich jedes Jahr einmal in Zürich wegen eines angeblichen Herzfehlers untersuchen lassen. Fast das ganze Jahr lang fürchtete ich mich vor diesem Tag. Am meisten schämte ich mich, wenn meine Eltern, besonders mein Vater, anwesend waren. Sie sahen mich fast unentwegt an in der Meinung, mir dadurch etwas die Angst zu nehmen.

Ich fühlte mich entwürdigt und bis ins Innerste verletzt. Frau Weibel schien es geradezu zu genießen, ein lebendes Skelett in solch hilfloser Lage vor sich zu haben. Zum Schluß mußte ich den Weg zum Schafott antreten. Glücklicherweise fand sie die große Waage nicht, sie erschien aber kurze Zeit später mit einer kleinen wieder. Ein Arzt rief ihr spaßend nach, sie könne die Waage haben, er hätte keine Gewichtsprobleme. Das verletzte mich gerade noch mal. Ich selbst habe auch keine Gewichtsprobleme, die andern zwingen mir welche auf!

Sie notierte sich mein Gewicht von dreiunddreißig Kilo.

Mit lächelnder Strenge ermahnte sie mich, jede Woche mindestens ein Kilo zuzunehmen, andernfalls müsse ich ins Spital, wo man mich künstlich ernähren würde.

Die Spitalmethoden hatte mir ja damals das Mädchen geschildert:

Die Behandlung richtet sich genau danach, wieviel man zu- oder abnimmt. Bei einer Gewichtszunahme von dreihundert Gramm oder mehr darf man sich relativ frei auf der Station bewegen. Nimmt man aber nur hundert Gramm zu, muß man im Bett bleiben. Wenn sich das Gewicht überhaupt nicht verändert, man also weder zu- noch abnimmt, darf man nicht mehr selbständig zur Toilette gehen und nicht mehr telefonieren.

Bei einem Gewichtsverlust verschärfen sich diese Maßnahmen immer mehr, bis man schließlich nicht einmal mehr Besuch empfangen darf, nicht fernsehen, keine Post bekommen und sich nicht mehr selber waschen darf. Man darf nur noch essen!

Ich frage mich, ob bei dieser Behandlungsstrategie auch die tieferliegenden Probleme gelöst werden. Bei mir hätte sich wohl der Widerstand gegen alles nur verstärkt, was mich vermutlich noch mehr angespornt hätte, mich zu Tode zu hungern.

Hätte ich meinen Hungerstreik aufgegeben, hätte sich mein Widerstand wahrscheinlich in Selbstverachtung und Ekel vor mir selbst umgewandelt.

In meiner Vorstellung sah ich, wie sich nun an meinem ganzen Körper Fettmassen ablagern würden, mehr oder weniger schnell, Fettschicht um Fettschicht. Gleichzeitig würden sich alle freuen, wenn der Zeiger der Waage von Strich zu Strich rast. Nein, das wollte ich nicht!

Bei der nächsten Konsultation hatte ich natürlich nicht zugenommen. Frau Weibel fragte mich, ob ich erbrechen oder Abführtabletten nehmen würde. Erstaunt verneinte ich, und sie wollte es mir zuerst nicht glauben. (Ha, ich paßte halt nicht ins übliche Anorexieschema, wie's im Lehrbuch steht!)

Sie schraubte ihre Forderung ein wenig herunter. Ich mußte »nur« noch fünfhundert Gramm pro Woche zunehmen. Aber ich weigerte mich, denn sie versuchte immer, meine Zustimmung für ihre Forderungen zu bekommen. Die Lage spitzte sich zu.

Beim nächsten Mal hatte ich mein tiefstes Gewicht von dreißig Kilo erreicht. Die Ärztin sagte, wenn Herr Hagen nicht wäre, würde sie mich noch in diesem Moment im Spital anmelden. Ein Gewicht von weniger als vierzig Kilo sei für einen Erwachsenen lebensbedrohlich.

Ich erklärte ihr, große Angst davor zu haben, später in eine Freßsucht zu geraten, aber sie beruhigte mich, das hätte sie noch bei keiner ihrer ehemaligen Magersuchtpatientinnen angetroffen. Alle diese Mädchen seien jetzt normal schlank.

Ich erkannte die Ausweglosigkeit meiner Situation. Ich war ganz durcheinander, am liebsten hätte ich einfach losgeheult. Wirre Gedanken rasten durch meinen Kopf: Keine tausend Pferde werden mich ins Spital bringen! Was geht die andern mein Gewicht an? Wie glücklich ich bin! Meine armen Eltern! Juhui, wieder ein Kilo weniger! Wie erschöpft ich bin! Alles hat einen Sinn! Ich mag nicht mehr! Sterben muß gar nicht so schlimm sein! Liebste Freundin, die mir fehlt, wie ich dich mag! Ich werde bald sterben! Helft mir doch! Ihr kotzt mich alle an! Diese Dunkelheit! Ich habe Angst! Wenn du nicht fünfhundert Gramm pro Woche zunimmst, mußt du ins Spital! Gestern beim Spazierengehen fühlte ich mich plötzlich in die Harmonie des Kosmos aufgenommen! Hätte ich doch auch einen Freund! Bin ich todmüde! Und wenn mit dem Tod alles zu Ende ist?

In der folgenden Stunde erfuhr ich von Frau Weibel, daß Herr Hagen und sie beschlossen hätten, doch noch mit der Spitaleinweisung zu warten. Die Bedingung sei aber, daß ich nicht weiter unter mein jetziges Gewicht falle, und mit der Zeit müsse ich auf jeden Fall zunehmen.
Jeglicher Widerstand war aussichtslos. Die Stauseemauer war durchbrochen, das Wasser überschwemmte alles, es überschwemmte meine Eßkontrolle.
Was man wollte, hatte man erreicht: meine langwährende psychische Barriere gegenüber dem Essen war umgestoßen. Das Wasser versickerte in die ausgedörrte Erde. Mein Magen war unersättlich. Er verschlang alles, was an Eßbarem in Nähe und Ferne lag.
Wie die Jahresringe eines Baumes wachsen, so wuchsen nun meine Fettringe um die Knochen, nur viel schneller. Mein Zweitagesrhythmus begann: Ein Tag fressen, ein Tag fasten. Und so ging es mit nur wenigen Unterbrechungen bis heute, vier Jahre später, weiter.
Ich durchlief in kürzester Zeit noch einmal die Entwicklung von einem Kinderkörper zu einem fast erwachsenen Frauenkörper. Mit Entsetzen sah ich mich »runden«.
Von nun an begleitete mich mein bestialischer Appetit mit großer Treue. Jetzt bin ich mehr als doppelt so schwer wie bei meinem Minimalgewicht. Wenn ich früher »Andrea« war, bin ich heute »2 Andrea«, oder bin ich heute »Andrea« und war früher »½ Andrea«?
DAS SCHLIMMSTE WAR, DASS ALL DIES GEGEN MEINEN WILLEN GESCHAH!!!
Alle freuten sich über diese rapide Gewichtszunahme. Mich ekelte es derart vor meinem Körper, daß ich nachts in meinen Kleidern schlief, nur um ihn beim Ausziehen nicht sehen zu müssen.
In jeder Therapiestunde wurde ich gewogen! Zuerst glaubte mir Frau Weibel nicht. Sie nahm an, ich hätte zuvor große Mengen Wasser getrunken. Sie fragte mich auch, ob ich Steine oder sonstige schwere Gegenstände in den Hosentaschen versteckt hätte.
Es wunderte mich, wieviel Mißtrauen sie mir entgegenbrachte. Sie war ziemlich genau das Gegenteil von Dr. Peter, der mir völlig vertraute. Wenn er mich nach dem Gewicht fragte, kontrollierte er es nie nach. Ich log ihn auch kein einziges Mal an. Er wurde nicht zu meinem Gegner wie Frau Weibel.

Als mein Gewicht immer weiter anstieg, ließ sie ihr Mißtrauen schließlich fallen. Sie hatte also ihre sicherlich undankbare Aufgabe meisterhaft gelöst!
Wieviel lieber hätte ich doch Dr. Peters sanfter Methode den Sieg überlassen, wenn schon eine Methode gewinnen mußte.
Eine weitere Enttäuschung kam hinzu. Als ich mein Normalgewicht schon überschritten hatte, waren meine Depressionen immer noch nicht weg, im Gegenteil, sie waren zu einem Dauerzustand geworden. Frau Weibel hatte mir versichert, die Depressionen verschwänden, sobald ich mein Normalgewicht erreicht hätte.
Ihre beiden Versprechen, auch das, in dem sie mir zugesichert hatte, daß ich niemals ins andere Extrem fallen würde, hatten sich nicht bewahrheitet.
Kurze Zeit später gab Frau Weibel ihre Stelle auf, da sie ein Kind erwartete.
Allmählich entwickelten sich in mir immer größere Rachegefühle gegen alle »andern«.
Die Haßgefühle gegenüber Herrn Hagen hatte ich auf sein Auto übertragen. Jedesmal wenn ich am Parkplatz vorbeikam, sah ich diesen elend doofen Karren vor mir.
Zum Glück schaffte er sich bald ein neues an, das meinen Haß nicht mehr auf sich zog. Die nächsten Opfer waren seine braunen Schuhe mit silbriger Schnalle.

Nach den Frühlingsferien kam ich in eine neue Klasse. Obwohl es die Lehrer nicht gerne sahen, hatte ich mich entschlossen, die Klasse freiwillig zu wiederholen, um nichts nacharbeiten zu müssen. Der Abteilungsvorstand meinte zwar, ich sollte erst nach den Sommerferien wiederkommen, da sich mein körperlicher Zustand noch nicht wesentlich verbessert hätte. Während der langen Ferien hatte ich aber einen richtigen Schulhunger entwickelt und wollte deshalb gleich wieder beginnen.
Die Klasse konnte ich selbst auswählen, und ich entschied mich für eine, in der ich schon jemanden kannte, einen etwas gehemmten Jungen, mit dem ich früher oft Fußball gespielt und gezeichnet hatte. Der Abteilungsvorstand riet mir von dieser Klasse ab, weil sie ziemlich verrufen sei und ich wieder bei meinem gehaßten Deutschlehrer Unterricht hätte. Er wußte natürlich nicht, daß gerade dieser Lehrer mit ein Grund war, weshalb ich in jene Klasse wollte. Er war nämlich so etwas wie ein Brokken für mich, der noch richtig verdaut werden mußte.

Der erste Tag war grauenhaft. Ich sollte ein ganzes Jahr brauchen, um mich in dieser Klasse richtig einzuleben.
In der ersten Stunde setzte ich mich auf den freien Platz neben Christoph. Christoph fühlte sich offenbar nicht gerade wohl neben einem Skelett, jedenfalls setzte er sich in der nächsten Stunde allein in eine andere Bank.
Ein Mädchen, das Karin hieß und meist allein in der vordersten Bank saß, war mir aufgefallen. Es kam mir vor wie ein von Albert Anker gemaltes hübsches Bauernmädchen. Sofort dachte ich, das müsse ebenfalls eine Außenseiterin der Klasse sein, wie ich später erfuhr, traf das auch zu.
Ich fragte sie, ob ich mich neben sie setzen dürfe. Freudig bejahte sie. Fast entschuldigend erklärte ich ihr, daß ich magersüchtig sei.
Lange Zeit fürchtete ich, sie zu schockieren, weil sie mir vorkam, als hätte sie nie Probleme, als sei sie von einer noch irgendwie ursprünglich-bäuerlichen psychischen Gesundheit.
Der neue Englischlehrer, ein junger, hochsensibler, aber etwas hilfloser Mann, schien über meinen Zustand ziemlich besorgt zu sein. Jedenfalls fragte er mich manchmal nach der Stunde, ob ich mich in der neuen Klasse wohlfühle.
Von nun an hatte ich das Gefühl, man nähme auf mich besondere Rücksicht. Sogar der schlimmste Lehrer ließ mich mit seinen gemeinen Äußerungen in Ruhe, mit denen er oft die Schüler vor der ganzen Klasse fertigmachte.
Einerseits genoß ich dieses Privileg natürlich, andrerseits fand ich es den andern Schülern gegenüber ungerecht. Später regte mich diese Spezialbehandlung auf. War ich denn so schwächlich, vielleicht sogar unzurechnungsfähig, daß ich dieser besonderen Rücksicht bedurfte? Muß denn ein »normaler« Schüler erst krank werden, bevor auch die bösartigen Lehrer gezähmt werden und ihn einigermaßen menschlich behandeln?
Meine Freundschaft zu Karin wurde immer tiefer. Inzwischen hatte ich auch erfahren, daß ihr Vater Psychiater war. (Da bist du ja wieder in die richtigen Hände geraten!) Da ich mich von den übrigen Schülern aber nicht akzeptiert fühlte, entwickelte ich den Ehrgeiz, den andern zu beweisen, daß auch ich jemand war und nicht nur ein schwächliches Geschöpf, das man mit Rücksicht behandeln mußte.
Ziemlich rasch entwickelte ich mich vorübergehend zum Mathe»helden«. Seht doch, nun hab' ich euch Schülern und Lehrern bewiesen, daß auch ein Mädchen, das dazu noch mager-

süchtig ist, gut in Mathe sein kann! Der Mathelehrer war aber auch Spitze! Er versuchte, den Stoff so gut zu erklären, daß ihn auch der schlechteste Schüler begriff. Man getraute sich auch wieder, Fragen zu stellen, im Gegensatz zu vorher, wo man speziell bei den Mathelehrern zittern mußte, bei einer Frage einfach zusammengeschissen zu werden.

Auch bei den Deutschaufsätzen stiegen meine Noten sprunghaft an (beim selben Lehrer wie vorher). Mein Schreibstil hatte sich total verändert. Ich hatte den Eindruck, meine Gedanken und Gefühle einigermaßen ausdrücken zu können, was mir natürlich viel mehr bedeutete als gute Noten. Das Schreiben bereitete mir von nun an immer mehr Freude.

3. Kapitel

Innerhalb relativ kurzer Zeit hatte ich mein Normalgewicht erreicht. Ich merkte aber, daß ich mich mit dem Essen nun keineswegs mehr beherrschen konnte. Hatte ich mich an einem Tag überfressen, konnte ich am nächsten überhaupt nichts essen, weil mir kotzübel war. Der Geschmack von faulen Eiern stieg in mir hoch. Am übernächsten Tag hatte ich wieder einen Riesenappetit, und der ganze Teufelskreis begann von vorn.
Meistens aß ich heimlich, da ich mich vor allen Leuten schämte.
Manchmal kaufte ich mir noch vor der Schule eine Menge Eßwaren, die ich dann in der Toilette verschlang, wo mich niemand sehen konnte.
Nach der Schule unternahm ich oft richtige Freßtouren, bei denen ich mein ganzes Taschengeld ausgab. Wie ich früher all mein Geld in Bücher umwandelte, so kaufte ich mir jetzt davon nur noch Eßbares.
Ich gehörte nun also voll und ganz zu dieser überfressenen Konsumgesellschaft, die mich so sehr anekelte!
Da es mir natürlich immer an Geld mangelte, verkaufte ich viele meiner Bücher antiquarisch. Einige Male, als ich nicht genügend Geld bei mir hatte und mir vorher keines beschaffen konnte, war ich derart verzweifelt, daß ich mir in einem Einkaufszentrum die Eßwaren zusammenstahl. So weit war es also mit mir gekommen!
Ich traute mich nicht, mit jemandem über meine schändlichen Taten zu reden, nicht einmal mit Herrn Hagen.
Manchmal dachte ich zwar, die in dem Laden sind selber schuld. Wenn sie einem ihre Ware beinahe in den Mund stopfen, wenn sie durch gemeine Reklame schon kleine Kinder zum Konsum verleiten wollen, geschieht es ihnen eigentlich ganz recht! Aber natürlich verschwanden meine Schuldgefühle deswegen nicht.
In jener Zeit geriet ich einmal in eine Ladenkontrolle. Zum Glück hatte ich nichts mitgehen lassen. Was wäre gewesen, wenn man mich wirklich mal erwischt hätte?
Ein psychiatrisches Gutachten: Nicht zurechnungsfähig, Affekthandlung ...? Nein danke, Herr Psychiater! Ich nehme meine »Schuld« voll und ganz auf mich.

Wenn ich jemandem erzählte, ich würde mich ständig überessen, glaubte man mir nicht. Das sei nur eine Einbildung von mir, ich müsse mich halt langsam wieder an größere Mengen gewöhnen. Ich hatte das Gefühl, daß nicht einmal Herr Hagen mir glaubte. Vielleicht verhielt er sich aber auch absichtlich derart zurückhaltend, vielleicht war das seine spezielle Taktik.

Langsam paßte ich nicht mehr in meine engen Hosen. Meine Mutter kaufte mir neue, die größer waren. Ich war zornig und weigerte mich, sie anzuziehen.

Bald rissen die Nähte meiner alten Hosen. Ich flickte sie wieder und nähte Stoffreste darüber. Um die Taille band ich sie mit einer Schnur zusammen, weil ich sie nicht mehr normal mit dem Knopf schließen konnte.

Aber auch das mußte ich schließlich aufgeben. Wieder hatte man mich besiegt und bezwungen! Wie ekelte es mir vor mir selbst!

Die ersten Bekanntenstimmen meldeten sich schon. Sie seien froh darüber, daß es mir wieder besser gehe. (Welcher Hohn!) Auch der Deutschlehrer meinte, mit etwas Reservefett lasse es sich doch besser leben. Sogar Herr Hagen fand, es stehe mir gut.

Ich fühlte mich vor allem von Frau Weibel hereingelegt. Nun hatte man meinen Widerstand endgültig gebrochen. Wie verachtete ich mich selbst: Du hast dich unterkriegen lassen, du Schwächling, jetzt bist du wieder zurechtgebogen, zurechtgestutzt, brav und angepaßt. Frühere Gefühle der Verachtung gegenüber Dicken fielen nun auf mich selbst zurück.

Meine Passivität nahm immer mehr zu, ich mochte nichts mehr unternehmen. Depressionen mischten sich mit Haß gegen meine »Bändiger«.

Da ich mir so minderwertig und verachtungswürdig vorkam, blieb ich am liebsten in meinem Zimmer. Die Wochenenden waren am schlimmsten. Sonntags kleidete ich mich nicht einmal mehr an. Einen Spaziergang unternehmen mochte ich schon gar nicht. Wie schön wäre es gewesen, den ganzen Tag einfach im Bett liegen und träumen zu können, um diese trostlose Zeit zu überbrücken!

Fremde Leute zu sehen, war mir ein Greuel. Sogar vor Herrn Hagen schämte ich mich, da er selbst ja von sehr hagerer Gestalt war. Am liebsten hätte ich ihm gesagt, er sei viel zu mager. Wenn er nicht zunehme, müsse er ins Spital (wie kindisch!). Das

Schönste war, als mir eine Schulkameradin nichtsahnend sagte, ich sei für die Klasse so etwas wie ein ruhender Punkt.
Unter all den Leuten kam ich mir fremd vor. Zweifel begannen, an allem zu nagen und es zu unterhöhlen. Und wenn das Ganze doch sinnlos ist?

Tagebuch 23. 11. 1980
Wohin gehen all diese Menschen in dieser unendlichen Dunkelheit? Wohin?
Wie sind wir doch alle einsam inmitten dieser Menschenmasse!

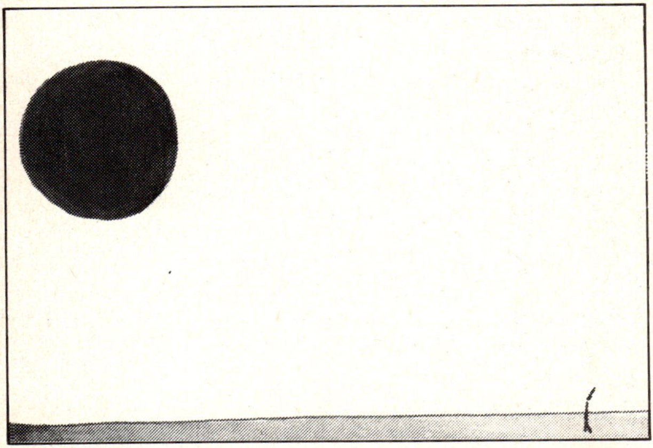

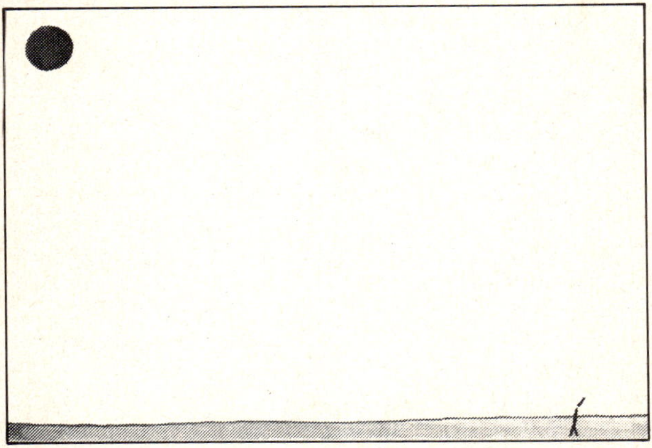

Meine Selbstisolierung nahm von neuem immer mehr zu. Außer Karin, die ich aber nur während der Schule sah, hatte ich niemanden.

Tagebuch November 1980

Bild 1: Dunkles Zimmer, rechts eine Türöffnung, durch die ein wenig Licht und Lärm von feiernden Leuten hereindringt. Ein Mann erscheint im Türrahmen, stumm. Langsam begibt er sich in die Dunkelheit des Zimmers. Der Lärm und das Licht nehmen ab.

– Wohin? Wohin nur? Wo bin ich? Was soll ich tun? Weshalb stehe ich hier? Wie komme ich wieder hinaus?
(Dreht sich nach allen Richtungen.)

– Ich sehe keinen Ausweg. Kein Weg! Kein Ausgang! Alle Türen sind verriegelt. Schwarz, überall, wo ich hinsehe, schwarz.

Rund um mich *schwarz*!

Jemand vom Festsaal ruft: »Komm doch zu uns!«

– Was wollen die bloß von mir? Was wollen die noch von mir? Sie können doch auch ohne mich auskommen.

»Komm doch endlich zu uns, komm schon!«

– Können die mich nicht in Ruhe lassen? Das Licht blendet mich. (Ruft.) Laßt mich hier!
Sie sollen mich dalassen. Ich gehöre nicht zu ihnen.

Jemand kommt und zieht den Mann aus dem dunklen Zimmer in den hell erleuchteten Festsaal.

»Da bist du ja! Weshalb willst du nicht bei uns sein?«

Alles spricht durcheinander. Kleine Grüppchen von Leuten stehen herum und wollen den Mann zu sich ziehen. Sie reden auf ihn ein.

– Was sprechen diese Leute? Ich kann sie nicht mehr verstehen. Ich kenne ihre Sprache nicht. Ihre Worte klingen mir so fremd in den Ohren, sie schmerzen mich. Ihr ganzes Tun verstehe ich nicht mehr. Nur die Dunkelheit jenes Zimmers kann mich verstehen.

(Geht wieder ins Zimmer.)

– Hier wenigstens blendet mich nichts mehr.

(Licht ab, stockfinster.)

– Wo ist die Tür? Wo ist die Wand? Wo stehe ich?
Ich finde die Wand nicht mehr! Ich sehe nichts mehr!
Ringsum ein schwarzes Loch! Das ganze Leben ein schwarzes Loch, in das man versinkt! (Fällt im Raum zu Boden.)

Bild 2: Straße voll von Leuten, die alle in einer Richtung vorwärtsstreben. Mitten unter ihnen ein Mann.

– Wohin geht ihr? Wohin hastet ihr?
Gebt doch Antwort! Woher kommt ihr? Warum gebt ihr keine Antwort?

(Alle Leute hasten stumm an ihm vorbei.)

– Wie lange noch so weiter? Wo ist euer Ziel? Wohin führt dieser Weg?

(Er geht langsamer, doch die Masse reißt ihn mit sich. Er sträubt sich dagegen. Endlich ist die Masse fort. Er befindet sich allein auf der Straße.)

– Wohin sind sie verschwunden?
Nun bin ich allein. Der Weg scheint endlos. Die beiden Straßenseiten eilen aufeinander zu und schneiden sich am Horizont in einem Punkt, in einem schwarzen Punkt. Ist dies das Ziel?
Obwohl ich schneller gehe, rückt der schwarze Punkt nicht näher. Er bleibt unerreichbar.
Weshalb also noch weitergehen? Weshalb nicht stehenbleiben? Weshalb sich nicht setzen und warten?
Aber worauf?

(Setzt sich, verbirgt seinen Kopf in den Händen.)

– WAS SOLL ICH NUR TUN???

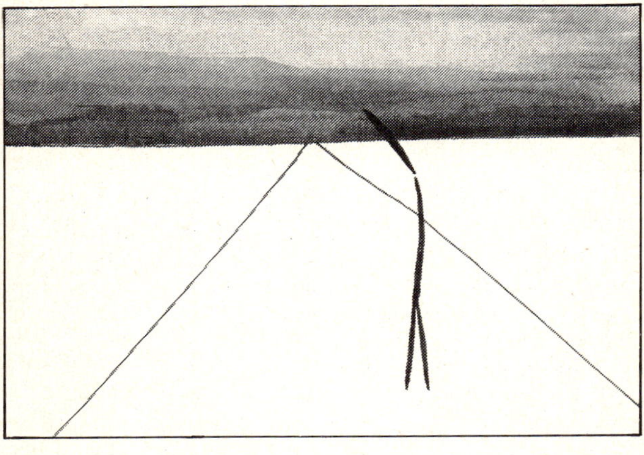

Es mußte ja so weit kommen. Herr Hagen war in den Ferien. Mir ging es schon seit längerem miserabel, ich wußte weder ein

noch aus. Jeden Tag dachte ich an Selbstmord. An wen sollte ich mich wenden? Mir fehlte der Mut, zu irgend jemandem zu gehen und ihm zu sagen, daß ich keinen Ausweg mehr sehe.
Nur in der Phantasie stellte ich mir immer wieder vor, wie ich jemandem meine ausweglose Situation klagte.
Eines Abends riß ich mich zusammen und schrieb an den Religionslehrer einen dramatischen Brief, jedoch anonym, schlich mich den nächsten Tag zum Pfarrer-Aufenthaltsraum und legte den Brief vor die Tür.
Am folgenden Morgen war ich nervös, weil wir bei dem Pfarrer Unterricht hatten. Ich setzte mich neben Karin und begann mit gespielt fröhlicher Miene ein oberflächliches Gespräch. Damit wollte ich vermeiden, dem Pfarrer allein zu begegnen, obwohl ich doch hoffte, von ihm angesprochen zu werden.
Plötzlich stand er neben uns und flüsterte mir zu, ob ich den Brief geschrieben hätte. Verdattert bejahte ich, und Karin sah mich verständnislos an, da sie ja von allem keine Ahnung hatte.
(Noch heute frage ich mich, wie der Lehrer ausgerechnet auf mich kam. Meine Schrift kannte er nämlich nicht.)
In der nächsten 10-Uhr-Pause sollte ich zu ihm kommen.
Zu Beginn des Gesprächs zog er meinen Brief hervor und sagte, vor allem habe ihn beunruhigt, daß ich beinahe täglich an Suizid denke. Es sei jedenfalls gut, daß ich ihm geschrieben hätte. Ich sei bei weitem nicht die einzige, die bei ihm wegen dieses Problems Hilfe suche.
Wenn es mir nichts ausmache, würde er auch mit meinen Eltern darüber reden. Zum Schluß bat er mich, in der Zwischenzeit nichts »Dummes« zu tun.
Am nächsten Tag geschah ein ärgerliches Mißverständnis. Als ich nach Hause kam, empfing mich meine Mutter ganz verstört. Sie habe am Morgen einen beunruhigenden Text auf meinem Schreibtisch gefunden. Sogleich habe mein Vater den Pfarrer angerufen, da sie beide Schlimmes geahnt hätten. (Meine Eltern wußten noch nichts von meinem Brief, sie mußten aber schon seit längerem geahnt haben, womit ich mich beschäftigte. Mein Vater rief wohl ausgerechnet den Pfarrer an, weil er ihn schon von Jugend auf kennt.)
Lachend erklärte ich meiner Mutter, es handle sich bei diesem Text um eine Imaginationsgeschichte, die ich ja zu Hause immer aufschreiben müsse.
Während der nächsten Religionsstunde schickte mich der Pfar-

rer zum Schularzt. Mit diesem senilen Greis sollte ich also darüber sprechen! Obwohl er den guten Willen zeigte, mich zu verstehen, gelang es ihm nicht. Lange sprachen wir über die Indianer, doch er verdrehte oft die Tatsachen, er fand, im Gegensatz zu den Weißen hätten die Indianer ihr Land ausgebeutet.
Ich gab es auf, weiterzudiskutieren. Er schien in seinem Kopf ein ziemliches Durcheinander zu haben.

Nachdem ich Herrn Steiner einen verzweifelten Brief geschrieben hatte, erhielt ich folgenden von ihm, der mir wenigstens vorübergehend wieder etwas Mut gab:

15. Nov. 80

Liebe Andrea,
vielen Dank für Deinen Brief. Ich wurde abgehalten, Dir sofort zu antworten. Aber heute will ich es nicht mehr länger hinausschieben.
Es ging Dir an jenem Tag nicht so gut. Hat sich die Betrübtheit wieder etwas aufgelockert? Du weißt, wie zögernd sich die Erholung in Zuständen, deren einen Du durchzustehen hast, einstellt und wie die Schwankungen im Befinden ebenfalls nichts Außergewöhnliches sind.
Warum hast Du die Therapie abgebrochen? (*Anm: ein Mißverständnis!*) Kannst Du sie nicht wieder aufnehmen? Es wäre gut, wenn Du Dich immer wieder aussprechen könntest und Dich jemand »abnehmen« würde. Dir ist bekannt, daß man Deine Störung nicht durch Reden allein beheben kann, aber Du solltest trotzdem im Gespräch bleiben. Schreibe darum, wenn Du magst, auch mir wieder, auch wenn es immer das gleiche ist. Du mußt Dich deswegen nicht entschuldigen und nicht meinen, es werde mir langweilig. Liebe Andrea: Es gilt für Dich und alle, die mit Dir zusammen sind, durchzuhalten! Einfach nicht nachlassen, der Erfahrung glauben, daß depressive Schwankungen wieder abflauen und die Pubertätsprozesse dann, wenn man sie richtig begleitet, ausmünden in eine erträglichere Zeit, in der Du Dich wohler fühlen wirst!
Wenn Du eine graue Sinnlosigkeit im Leben empfindest und in Gefahr bist zu resignieren: Du weißt wohl, daß keiner gefeit ist vor solchen Anwandlungen. Denn in jedem einigermaßen bewegten Leben gibt es Zeiten, in denen das Weiterschreiten versperrt zu sein scheint. Und oft nicht nur scheint, sondern auch ausweglos ist – bis man neue Kräfte sich erbeten oder erarbeitet hat, bis die äußere Situation sich ändert. Fürchte nicht, daß eine

gute wie schlechte Situation einfach stehenbleibt. Seit dem uralten Philosophen *Heraklit* heißt das: Daß alles vorbeigeht und daß jeder Tag Neues bringt. Öffne die Augen, damit Du es wahrnimmst und nicht neue Möglichkeiten ungenutzt vorbeiziehen läßt. – Wenn ich Deinen Brief recht verstehe, ist die Finsternis, durch die zu schreiten Dir aufgegeben ist, doch nicht ganz ununterbrochen andauernd. Gibt es nicht in Deinem Schulschema, das Du beschreibst, einzelne fesselnde Stunden oder Momente, in Deutsch, in Geschichte oder im Singen, die Du festhalten kannst, an ihnen weiterzudenken vermagst? Zwinge Dich, nicht nur das Trübe und Schwere und Verkehrte in der Weltordnung zu sehen, nicht nur die Ungerechtigkeiten, sondern die tausend guten Dinge, die heimlichen Hilfen, die sich manche Menschen bieten. Ob es Dir gelingt, Dich gelegentlich den Großartigkeiten in der Welt zu öffnen, einem Drama im Theater, einem Konzert oder einer Biographie eines bedeutenden Menschen oder den Kunstwerken früherer Zeiten? Kennst du Chartres oder den gewaltigen arabischen Herrscher Harun al Raschid, der vor ungefähr 1000 Jahren lebte, die bedeutendsten Menschen seiner Zeit an seinen Hof zog? Nur nicht alle Fäden abschneiden, anknüpfen und festhalten, wo es nur irgendwie geht.

Ich weiß, was Du jetzt denkst: Der hat gut reden, der weiß nicht, was ich leide. Stimmt es? Du glaubst, das nütze Dir nicht, weil Du es nicht aufnehmen kannst. Ich muß Dich bitten anzunehmen, daß ich weiß, was eine solche Depression für eine Gewalt hat, aber auch weiß, daß man das tun muß, was ich Dir einleitend schrieb!

Für heute schließe ich ab – oder kann ich sagen: ich unterbreche, was heißen würde, daß Du mir bald wieder schreibst oder wenigstens versprichst, daß Du wieder zur Therapie gehst? Ich würde mich sehr freuen darüber.

Sehr herzliche Grüße

Dein J. Steiner

Tagebuch 21. 11. 1980

VÖGEL

Kleiner Vogel am Himmel.
Wohin fliegt er?
Vögel am Himmel.

Wohin fliegen sie?
Wer weiß es?
Nicht einmal sie selbst wissen es.
Warum fliegen sie?
Weil sie leben?
Sie fliegen irgendwohin, ziellos.
Sie fliegen und fliegen bis zu ihrem Tod.
Warum Tod?
Sie fliegen auf den Tod zu.
Immer wieder neue Vögel werden geboren,
die fliegen, fliegen wohin?
Ins Dunkel, ins Nichts, in den Tod.
Warum geboren werden?
Um zu sterben?
Warum sterben?
Um geboren zu werden?
Alles, was sie während des Fliegens tun, ist ja
so unwichtig angesichts des Todes.
Zwitschern, Fressen – ein Überbrücken dieser Zeit
des Fluges.
Alle Vögel sind verschwunden.
Ins Leere, in die Weite des Dunkels, in die Zeit.
Nur der kleine Vogel fliegt noch.
Fliegt er? – oder irrt er?
Kleiner Vogel am Himmel.
Auch er verschwindet ins Ungewisse,
in die Nacht.

Einsamkeit.
Warten?
Worauf?

Wohin?

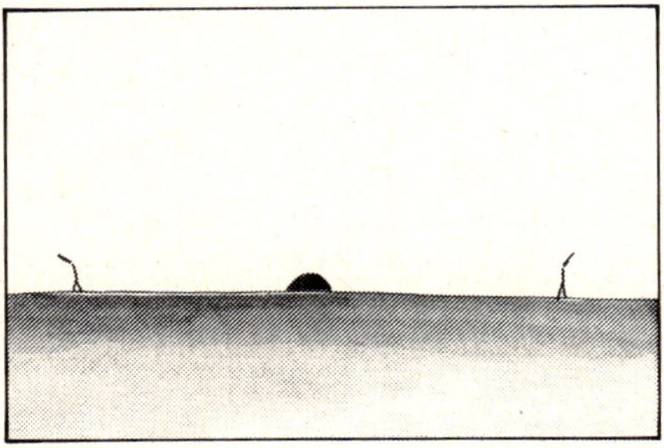

Tagebuch 23. 11. 1980
Alles strebt dem Ziel zu, hastet und hastet. Am Ziel überlegst du: Was hattest du davon, vom Hasten? Weshalb nicht auf der Strecke liegenbleiben? Weshalb durchhalten?
Wir gehen an allem vorbei, hasten vorbei. Manchmal freuen wir uns vielleicht über irgend etwas. Weshalb sich aber freuen? Diese Freude ist ja nur die Freude von Menschen. Sie ist vergänglich wie wir selbst.
Weshalb überhaupt für etwas kämpfen? Gegen Ungerechtigkeiten in der Welt? Diktatoren werden geboren, werden gestürzt, und neue gelangen wieder an die Macht. Revolutionen werden geboren, werden getötet.
Ein ewiger Zyklus, der nie überwunden wird. Weshalb sich da noch anstrengen?
Ich weiß, das sind bequeme Gedanken, die ich habe, wenn das jeder denken würde.
Warum müssen wir überhaupt existieren? Weshalb wurden wir erschaffen? Daß wir Probleme schaffen und sie lösen? Wären wir nicht erschaffen, gäbe es diese Probleme gar nicht. Weshalb gibt es einen Schöpfer, einen Gott? Wohin führt dies alles?

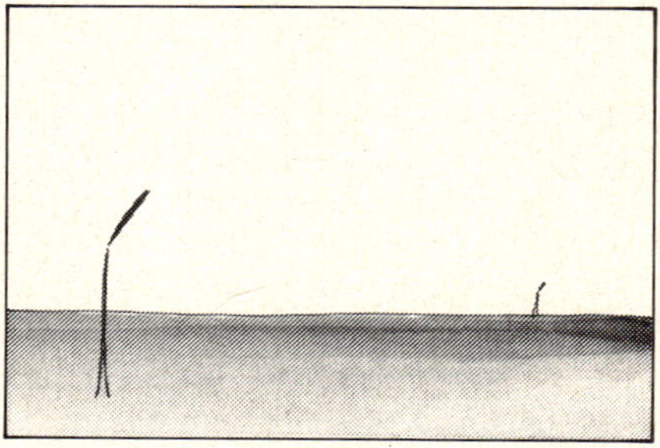

Eine Rasierklinge liegt vor mir, soll ich oder soll ich nicht? Nur ein kurzer Schmerz, und es ist getan.
Schon in der nächsten Stunde könnte ich vom Leben erlöst sein. Entscheidend ist jene kurze Zeit, in der ich an der richtigen Stelle meines Handgelenks ansetze oder nicht. Diese kurze Zeit könnte alles ändern. Das Problem ist die Überwindung und das, was »nachher« kommt.
Aber vielleicht ist die richtige Zeit noch nicht gekommen, vielleicht bin ich für den Tod noch zu unreif, vielleicht muß ich zuerst noch einiges durchmachen und lernen, obwohl ich mich

in einer schwarzen Unendlichkeit fühle, menschenleer, voller Puppen, die sprechen, die versuchen, mich zu verstehen. Wie kann eine Puppe eine andere Puppe wirklich verstehen?

Was bedeutet das schon, ob wir zur Schule gehen, ob wir einen Beruf ausüben, ob wir uns freuen? Was bringt uns Schule, Beruf, Freude angesichts des Todes?
Es muß doch etwas viel Wichtigeres im Leben geben, etwas, das durch nichts aufgehoben oder zerstört werden kann, etwas Unvergängliches. Aber was?
Das einzig Unvergängliche ist Gott. Wie können wir uns aber mit Gott beschäftigen, da wir ihn doch nicht wirklich kennen, da wir ihn nicht verstehen können?
Man wird mir vielleicht antworten, durch die Bibel, durch deinen Mitmenschen, durch dich selbst.
Wir können Gott also nur immer indirekt spüren, wenn überhaupt. Wir können ihn weder mit den Augen sehen noch mit den Ohren hören, noch mit ihm ein Gespräch führen. Wir erhalten nie eine hörbare, direkte Antwort auf unsere Fragen. Vielleicht müßte man sich einmal ganz von seiner unruhigen Umwelt zurückziehen, um sich Gedanken über das Leben und dessen Sinn zu machen. Vielleicht gewänne man so wieder Freude am Leben.

Trotz meiner depressiven Stimmung kam zuweilen meine aggressive Seite wieder durch. Eine echte Schreibwut packte mich. Einige Wochen später erschienen folgende Zeilen in der »Kanti Taims«, unserer Schülerzeitung. (Es war gerade die Zeit der Zürcher Jugendunruhen. Heute würde ich wahrscheinlich ein solches Thema anders angehen.):

EINIGE ZEILEN EINES UNRUHIG GEWORDENEN JUGENDLICHEN

Den Anstoß, einen Artikel über die Auflehnung der Jugend zu schreiben, gab mir unter anderem die Vortragsreihe von den Professoren Albonico und Wildermut »Aggression – Resignation oder Was ist mit unserer Jugend los?«. Ein weiterer Grund: Die zunehmende Passivität und das große Desinteresse der meisten Kantischüler.
Überlegen wir doch einmal, weshalb es zu solchen Unruhen gekommen ist, versuchen wir, sie zu verstehen und nicht einfach zu verurteilen.

Drücken diese Jugendlichen nicht ein allgemeines Unbehagen aus, eine Angst vor der Zukunft, vor den Problemen, welche uns die Erwachsenen zurücklassen (AKWs, Umweltverschmutzung, Leistungsdenken, materielle Weltanschauung)?
Kann man noch ruhig bleiben angesichts der weltweiten Ungerechtigkeiten, wenn man dazu noch sieht, daß auch die Schweiz in einem gewissen Maße dafür verantwortlich ist (Wirtschaftsinteressen: Waffenexporte, z. B. Lieferung von Pilatus-Flugzeugen an Bolivien, Lieferung von Waffen für den Putsch gegen Allende in Chile im September 73, Industriekonzerne, Banken, die mitschuldig sind am Elend der Dritten Welt)?
Man frage sich vielleicht einmal, weshalb immer mehr Menschen keinen Sinn mehr im Leben sehen und deshalb Selbstmord begehen, oder weshalb man immer mehr Psychiater und Psychologen braucht.
Wie lange wird es wohl noch dauern, bis jedermann merkt, daß wir mit unserer »Entwicklung« in einer Sackgasse gelandet sind, daß es so nicht mehr weitergehen kann?
An der Kanti gibt es leider noch viel zu wenig Schüler, die konkret etwas zu dieser Veränderung beitragen. Vielleicht scheuen viele die Probleme, die damit in der Schule entstehen könnten, was natürlich zu begreifen ist, denn engagierte Leute werden an unserer Schule nicht allzugerne gesehen.
Andererseits frage man sich auch, ob die Schüler für die Schule da sind oder die Schule für die Schüler. Viele regen sich vielleicht über mein Geschreibsel auf. Ich halte es jedoch für besser, Aggressionen auf diese Weise loszuwerden als durch Einschlagen von Fensterscheiben. Schließen möchte ich mit einem Zitat des 72jährigen brasilianischen Erzbischofs Dom Helder Camara aus seinem Aufruf an die Jugend: »Wie sollte man nicht protestieren, wenn man wahre Panzer von Vorurteilen aufbrechen und unmenschliche und rückständige Strukturen abbauen muß ... Es ist schade, daß sich die Erwachsenen nicht fragen, was hinter der Verzweiflung und Bitterkeit steckt, die die jungen Leute in die Versuchung treibt, auszubrechen. Diejenigen, die die Jugend verdammen, sind sehr oft unfähig, sich vorzustellen, daß vielleicht ihr Egoismus, ihr Mangel an Verständnis und Aufgeschlossenheit in einem tiefen Zusammenhang damit stehen könnte ... Anpassung? Hier liegt eine echte Gefahr. So groß und verführerisch ist die Anpassung um euch herum, so ermüdend ist der Kampf, den ihr aufnehmen müßt,

daß die Anpassung wie eine Sirene ist, die bereit ist, euch zu verführen ...
Eure Jugend verpflichtet euch, nachzudenken und Stellung zu nehmen: Sie soll unbequem sein wie die Wahrheit und fordernd wie die Gerechtigkeit sein.«

Tagebuch 3.12.1980
Der Tod ist wie eine geschlossene Blume, von der man nicht weiß, was in ihr ist.

Meine Selbstmordphantasien begannen mich zu langweilen. Ich fing an, mich mit einer Rasierklinge ins Handgelenk zu schneiden. Blutete die Wunde ein wenig, packte mich schon die Angst, eine Schlagader erwischt zu haben.
Allmählich erst wagte ich es, etwas tiefer zu schneiden. Daß ich aber den Mut nicht aufbrachte, wirklich Schluß zu machen, trieb mich in noch größere Verzweiflung. Mit Schlaftabletten wäre es einfacher. Aber Schlaftabletten zu nehmen, kam mir besonders feig vor, das war die Methode der Schwachen (als ob nicht auch ich schwach gewesen wäre).

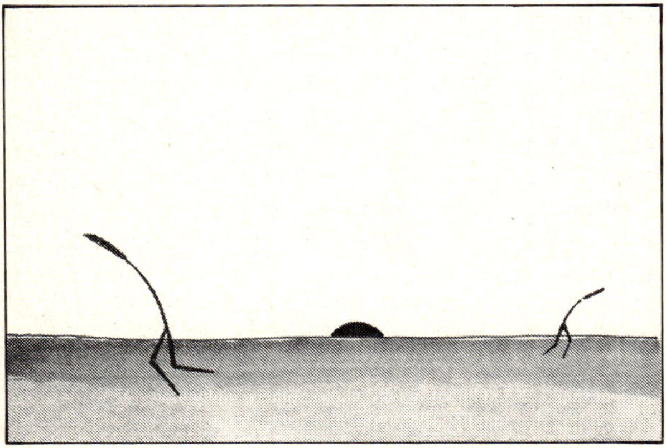

Wieder schrieb ich verzweifelte Briefe an Herrn Steiner und Frau Fischer, eine über achtzigjährige sehr weise, jüdische Frau, die in den USA lebte und schon seit Jahren meine Brieffreundin war. Beide waren zu meinen Kraftquellen geworden. Ich war ein Ertrinkender, der sich verzweifelt an alles klammerte, was sich in seiner Nähe befand.

8. Dezember 1980

Liebe Andrea,
vielen Dank für Deinen Brief. Ich bin froh zu wissen, wie es Dir geht, freilich mit Dir betrübt, daß es Dir zur Zeit einfach noch nicht besser gehen will. Ich weiß, wie schlimm einem die Depression zusetzt, von anderen Patienten. Sie haben gerade eine Hölle geschildert – aber haben durchgehalten oder konnten hindurchgeführt werden und fühlen sich heute wieder gut. Gib die Hoffnung doch nicht auf, auch wenn Dir die ganze Welt heute sinnleer erscheint und sich eine Aufgabe für Dich noch völlig verschleiert.
Hoffe, ohne Sinn – wenn man das so kraß sagen kann, aber hoffe einfach. Wenn es Dir besser gehen wird, wirst Du erst richtig verstehen können, daß Du heute in einer gewissen Blindheit zu leben hast, in der Dir der Blick auf die gesunde Realität verwehrt ist.
Glaubst Du, daß in Dir eventuell auch das Jugend-Mißempfinden mitspielt, das wir heute weltweit wahrnehmen können und das zu den sogenannten Jugendkrawallen führt? ... Schreibe mir wieder, sobald Du kannst und magst. Es mag Dir doch wohltun, von Dir zu reden und nicht einfach Deinen ganzen Jammer immer nur zu schlucken.
Sei von meinen besten Wünschen und herzlichen Grüßen begleitet.

Dein J. Steiner

2. Januar 1981

Aber, aber, mein liebes, gutes Kind, was hast Du mir da für einen Brief geschickt ... Hätte ich Dich hiergehabt, hätte ich Dich nur in meine Arme schließen können, vielleicht Dich ausweinen lassen, aber dann Dich kräftig beim Wickel genommen und Dir ein Liedchen geblasen. Andrea, muß ich Dir sagen, daß ich Dich für eines der begabtesten, aktivsten, reifsten und vielversprechendsten jungen Mädchen halte, die ich kenne? Weswegen freundete ich mich mit Deinen Eltern an? Nur zunächst, weil mich in Deinem damals stillen, ernsten Kindergesicht etwas stark berührte, etwas sehr Besonderes ahnen ließ – und ich irrte mich nicht (*Anm: ich weiß nicht!*). Du hast gehalten, wie ich es in den Jahren unserer Korrespondenz mit Freude erfahren konnte, was ich spürte, manchmal über Deine Kräfte und frühen Jahre hinauswachsend und hinauswirkend, und so konnte es nicht ausbleiben, daß Du leiden mußtest, Enttäuschungen und Zweifel Dich anfallen mußten, weil Du halt schon, ahnend und wissend, zu früh die Schattenseiten des Lebens entdecktest und versuchtest – welch scheußliches Wort – zu »verkraften«, fertig mit ihnen zu werden. Du nimmst zu viel auf Dich, und so ist es nicht erstaunlich, daß Dir eines Tages alles schal, wert- und freudlos erscheint. Mir beweist Du damit nur Deinen Wert. Kein oberflächliches Geschöpf leidet wie Du und erringt sich, nach Leiden und gar Verzweifeln, den Sieg, der heißt: Ja sagen zum Leben, mit allem, was es bringt, dankbar sein, daß Dir ein gesunder Körper und ein heller Geist gegeben sind, die grauen Schleier zerreißen, in die Du Dich verstrickt fühlst, ins Licht, in die Sonne schauen, ins weiße Winterland, wie es sicherlich bei Euch ebenso wie bei uns aussieht, gehen und »frischen Atem, frische Luft ...«, irgendwo nach Goethe, trinken, gar nichts mehr denken, nur fühlen: Ich lebe, ich laufe, ich fliege, ich bin ICH, und ich kann tragen, was mir aufgegeben ist.

Wer geht nicht durch derartige Tiefs wie Du eben? Es wäre schlimm bestellt um die Menschheit, wenn alle die jungen denkenden und fühlenden Mädchen und Knaben die Flinte ins Korn werfen würden, weil sie, ach, wie unerfahren eben doch noch, glauben, nichts Neues käme mehr nach. Beende erst einmal die leider langweilige, aber notwendige Schule ...

Seit wann habe ich denn angefangen, mich um unsere Indianerbelange zu kümmern?

Weißt Du nicht, daß Du bereits erntest, was Du gesät hast? Was willst Du mehr?

So geht es allen schöpferischen Menschen, zu denen Du gehörst, Schritt um Schritt muß alles erkämpft werden, das kleinste unbeachtete Samenkorn trägt eines Tages überraschend Frucht, und dann stehst Du beglückt da, aber hab Geduld, um Gotteswillen, hab Geduld und Vertrauen und glaub mir, Du wirst noch viel, sehr viel erleben. Du stehst ja erst am Anfang, Du hast noch kaum etwas erlebt, wenn es Dir jetzt auch scheint, als ginge es in Zukunft immer gleich und ebenso weiter. Du wirst Menschen kennenlernen, Schicksale, ganz neue, fremde Welten, da heißt es: Offensein = Miterleben, Mitfühlen, ja oft Mitleiden. Aber nur so wirst *Du* – »Mensch, werde wesentlich«, Goethe sagt es so: »Aber wenn du dies nicht hast, dieses *stirb und werde*, bist du nur ein trüber Gast auf der dunklen Erde –« ungefähr so, ich fürchte, ich habe nicht genau zitiert.

Grüße die lieben Eltern zum neuen Jahr und neuen Mut!
Ich muß schließen für heute, in Liebe

Deine Dich liebende E. Fischer

Natürlich werde ich in diesem Brief viel zu stark überschätzt, aber ich hab' ihn hier nicht zur Selbstbeweihräucherung notiert, sondern um zu zeigen, welch ungeheure Lebenskraft aus ihm spricht. Wenn es mir heute schlecht geht, nehme ich oft diese Briefe wieder hervor und lese sie. Meistens geben sie mir neue Kraft und Hoffnung.

Ich begann mich fast täglich am Handgelenk zu ritzen. Die Rasierklinge trug ich immer bei mir in der Hoffnung, einmal genügend Kraft und Mut zu haben, die Schlagader durchzuschneiden.

Ein Schulkamerad kam auf die Idee, in unserer Klasse einen Club zu gründen, die Corso-Club Association (benannt nach einer Kneipe, die ein beliebt-berüchtigter Schüleraufenthaltsort war). Jedem Schüler wurde ein Ministerium zugeordnet, beispielsweise: Landwirtschaftsminister Hr. Stefan Jauchedünger-Topfpflanz, Außenminister Dr. rer. pol. Barbara Foreigner, Justizminister Eidg. dipl. Sandra Scharfaug, Friedensnobelpreisträger 1981, Christoph Blau, freier Forscher auf Alkoholbasis, Reiseminister Dr. geogr. Peter Höhenkurv, Gewinner der diamantenen Landkarte, Orientierungsminister Frau Edith Heftklammer, internat. Briefpostbetrügerin, Rüstungsminister Oberst Div. Stab IV, Abt. 48, Lukas Pulverdampf, Inhaber des silbernen Hiroshima-Massivs.
Das Ministerium wurde den einzelnen aufgrund einer speziellen Eigenschaft oder Vorliebe zugeteilt: Auf einer der letzten Schulreisen hatten wir uns hoffnungslos verirrt, da half uns der spätere Reiseminister mit seiner Wanderkarte aus der Patsche. Da ich immer einen gelben Anti-AKW-Knopf trug, wurde mir Prof. Dr. Andrea Schwachstrom, Gewinnerin des goldenen Kühlturms, das Energieministerium zugesprochen.
Die erste Vollversammlung sollte am 17./18. Januar stattfinden, und jeder mußte eine Rede halten. In einer »helleren« Stunde schrieb ich sie also:

Sehr geehrte Anwesende,
es ist mir eine große Ehre, vor Ihnen sprechen zu dürfen. Ich bin wirklich gerührt, sehr gerührt.

Nun aber zur Sache, zur Realität, meine Damen und Herren. Ich werde nämlich in meiner nachfolgenden Rede einen Hilfeschrei an Sie richten, einen Hilfeschrei aus den gähnenden Tiefen des Hades (nur ein poetisches Einschiebsel für die auf dem Blatt erwähnten Altphilologen).
Der goldene Kühlturm wird belagert! Haben Sie's alle vernommen. Brauche dringend Hilfe gegen die belagernden Elemente! Herr Oberst Div. Stab IV, Abt. 48, Pulverdampf soll sofort diesen Elementen – ich meine diesen AKW-Gegnern, die den Turm, ja meinen Turm, stellen Sie sich vor, sehr verehrte Anwesende, unseren Turm, belagern – mit dem gesamten Heer entgegenschreiten. Zum guten Glück haben wir doch eine gute Schweizerarmee.
Übrigens, alle Belagerer sind durch den Justizminister Frau eidg. dipl. Scharfaug zur Exekution freigegeben. Nebenbei sei noch zu erwähnen, daß Frau eidg. dipl. Scharfaug aufgrund ihrer geleisteten Friedensbemühungen und Friedensarbeit in unserem Land zur Friedensnobelpreisträgerin dieses Jahres auserkoren wurde.
Wir als verantwortungsvolle Schweizerbürger, ja meine Damen und Herren, Sie hören richtig, Schweizerbürger, müssen doch in unserem ordnungsliebenden, freiheitlichen Staate die Demokratie verteidigen, was Herr Oberst Div. Stab IV, Abt. 48, natürlich auch bestätigen wird.
Zum zweiten wird unser Suchtminister Herr Prof. Dr. Blau hoffentlich gegen allfällig neu auftretende Fälle von AKW-Gegner-Sucht, die sich immer mehr ausbreitet, schon den ganzen Olymp einhüllt (Anmerkung für Altphilologen zur Veranschaulichung), sofort entsprechende Gegenmaßnahmen in Sachen Medikamente ergreifen, selbstverständlich auf Alkoholbasis. Der Außenminister Frau Dr. rer. pol. Foreigner wird natürlich schon dafür sorgen, daß von unserer Gegenmaßnahme nichts ins Ausland dringt. Hm, Sie werden ja wohl wissen, weshalb. Herr Konkurs, unser Finanzminister, wird Ihnen dabei selbstverständlich behilflich sein. Er wird dann gewissen Leuten, die für uns gefährlich werden könnten, einige kostbare Schweizerfranken schenken. Natürlich nicht ohne Gegenleistung: Sie werden dafür schweigen. Diese Leute werden niemals mehr Schlechtes über die Schweiz im Ausland verbreiten. Vor allem müssen unser Reiseminister Dr. geogr. Höhenkurv und unser Orientierungsminister Frau Heftklammer deshalb in ihrer Tätigkeit mit besonderer Vorsicht behandelt werden.

Nun zum Verkehr. Die eventuell durch unsere Gegenmaßnahmen entstehenden Verkehrsstauungen sind durch unseren Verkehrsspezialisten Herr Dr. Velospeich sorgfältig zu entstauen. Herr Protokollminister, Sie haben doch nicht etwa etwas von unserem Vorhaben notiert. Sie wissen, alles muß vor der Öffentlichkeit verborgen bleiben. Wir arbeiten doch auf vertraulicher Basis zusammen! Deshalb brauchen Sie sich wirklich keine Mühe zu machen.
Schließlich, nach vollendetem Werk, wird unser Genosse – hm, entschuldigen Sie bitte dieses schimpfliche Wort – wird unser Landwirtschaftsminister Herr Jauchedünger-Topfpflanz über die ganze Angelegenheit Gras wachsen lassen.
Zum Schluß bitte ich Sie alle, sich zu erheben zum großen Bekenntnis zu unserm Staat:

Es lebe die Schweiz!
Es lebe unsere Demokratie!
Es lebe unser Schweizermilitär!
Es leben unsere goldenen Kühltürme!
In alle Ewigkeit
Amen

Leider kam ich nicht dazu, meine gloriose Rede zu zelebrieren. Dem Energieminister Prof. Dr. Andrea Schwachstrom war die Energie ausgegangen.
An jenem Morgen stopfte ich einen noch halb tiefgefrorenen Kuchen, den ich einige Tage zuvor für unser Treffen gebacken hatte, in mich hinein. Aus der heiteren Stimmung, in der ich die Rede geschrieben hatte, war ich wieder in eine Depression gerissen worden. Ich schämte mich, in dieser Stimmung vor die andern zu treten und dazu noch etwas Heiteres vorzulesen. Deshalb meldete ich mich ab. Hinzu kam jetzt aber noch das Gefühl, die andern könnten meinen, ich würde mich affektiert zieren, mich als etwas Besseres fühlen, dabei traf genau das Gegenteil zu, ich fühlte mich minderwertig und kam mir wie eine alte Tante vor.
Oft überfresse ich mich gerade aus Angst vor Neuem, vor einer veränderten Situation, z. B. vor Klassenfesten oder sogar, wenn ich mal Karin besuchte. Jedes ungewohnte Mich-Entfernen von zu Hause bedeutete eine solch neue Situation. Auch wenn ich mich mal nicht überfressen hatte, bedeutete ein solcher Umgebungswechsel eine riesige Anstrengung, die mich aus

meiner dahindämmernden Trägheit, aus meinem Schneckenhaus riß.
Eine Freßattacke konnte auf zwei verschiedene Arten verlaufen. Oft begann sie, indem ich versuchte, eine ganz normale Portion zu essen. Danach überkam mich das Gefühl, versagt zu haben, weil ich wieder etwas gegessen hatte: Alle meine Anstrengungen abzunehmen sind ja doch vergebens, also kommt es auch nicht mehr darauf an, wenn ich mich vollstopfe.
Eine andere Möglichkeit war, daß ich wie ein Süchtiger plötzlich fühlte, jetzt muß ich was haben, jetzt muß ich »Stoff« haben, so daß ich über alles Eßbare herfiel und es wie ein Raubtier verschlang. Nichts vermochte mich dann noch davon abzuhalten. Kam mich in diesem Moment zufällig eine ahnungslose Kameradin besuchen, war ich froh, wenn sie möglichst schnell wieder draußen war. Anschließend ärgerte ich mich über mich, weil ja nur selten jemand zu mir kam. Wenn schon mal Besuch da war, wollte ich ihn doch genießen! Aber das war mir unmöglich, weil ich mich bei einer unterbrochenen Freßorgie äußerst kribbelig fühlte.
Es ekelte mich vor mir selbst, vor meinem vollgestopften Körper. Ich kam mir vor wie ein Triebtäter, der seinem Trieb, jemanden zu vergewaltigen, völlig ausgeliefert ist. Am nächsten Tag war mir immer hundeelend, und ich wog zwei Kilo mehr. Der Geschmack von faulen Eiern stieg in mir hoch. Ich stellte mir vor, wie nun alles in mir in einen Fäulnisprozeß übergegangen sein mußte.
Irgendwann kam mir die Frage von Frau Weibel wieder in den Sinn, ob ich erbreche. Damals verneinte ich, nun schien mir das *die* Lösung zu sein. Ich brauchte aber immer einige Zeit, bis ich mich übergeben konnte. Manchmal hielt ich mich über eine Stunde in der Toilette auf. Bald wurde mir das zu mühsam. Nur noch ab und zu verwendete ich diese Methode. Mit der Zeit konnte ich mich überhaupt nicht mehr übergeben.
Wieder war ich ratlos.

Tagebuch 24. 1. 1981
Dom Helder Camara über Teilhard de Chardin: Er hat die Raumangst gekannt, die Furcht des Menschen, sich in der Unendlichkeit des Sternalls verloren zu wissen, die Angst vor der Zahl, dem verwirrenden Gedanken an all das, was war und was sein wird, die Angst vor dem Unbekannten, das sich vor uns auftut ...

Er hat auch um die Angst der Ausweglosigkeit gewußt, um die Angst, sich in das Räderwerk der Evolution hineingerissen zu sehen, ohne zu wissen, wohin es uns führt.

Im Frühling mußte ich einen andern Weg zu Herrn Hagen wählen. Auf dem gewohnten hatten mich nämlich die Erinnerungen an die Magersuchtzeit zu quälen begonnen. Wenn ich damals an einem bestimmten Gartenzaun vorbeikam, hatte ich mir immer voller Ekel vorgestellt, wie ich da in ungewisser Zukunft dick und fett entlanggehen würde.
Jedesmal wenn ich später, da sich dieses vorausgeahnte Übel ja eingestellt hatte, an jenem Zaun vorüberging, dachte ich: Hier gingst du vorbei, als du noch mager warst. Wie sehnte ich mich doch in jene Zeit zurück!

ZÄUNE (aus einem Aufsatz über »Zäune«)

Zäune, die einfach dastehen

Zäune, die abschrecken
Zäune, die abwehren
Zäune, die trennen
Zäune, die schützen
Zäune, die einengen
Zäune, die einem über den Kopf wachsen
Zäune, die zur Verzweiflung treiben
Zäune, die töten

Zäune, die schweigen

Der neue Weg war aber auch nicht gerade ideal. Er führte mitten durch das Alters- und Pflegeheimareal. Bei schönem Wetter saßen die alten Leute, die in unserer Gesellschaft überflüssig waren, ohne Lebensaufgabe, im kleinen Park. War das deprimierend! Ein alter Mann schob seine Frau, an deren Nase ein Röhrchen befestigt war, in einem Rollstuhl vor sich her. Andere gingen mühsam an Krücken, wieder andere saßen apathisch und ganz allein auf einer Bank und warteten, bis man sie am Abend wieder ins Getto zurückholte.
Was nützt den alten Leuten körperliche Pflege, sie mag noch so gut sein, wenn sie keine geistige Nahrung mehr erhalten, so daß sie abstumpfen und nur noch zu leicht manipulierbaren Konsumenten werden!

Wird es dir auch mal so ergehen? Wirst du auch mal in einem solchen Altersghetto landen?

Bevor Herr Hagen wieder in Urlaub fahren wollte, erklärte er mir, er würde mich nun zu Frau Marschik, einer neuen Ärztin bringen, damit ich jemanden hätte, zu dem ich während seiner Abwesenheit gehen könnte. Ich wagte wieder nicht, mich dagegen zu wehren. Ein Geier in weißem Kittel, dem dich Herr Hagen wieder ausliefern wird!
Als uns jedoch eine strahlende, blonde Frau in den Vierzigern die Tür öffnete, war all mein Widerstand gelähmt. Ihr Blick erwärmte mich bis ins Innerste. Eine derart herzliche und offene Frau hatte ich zuvor noch kaum angetroffen. Endlich einmal eine Ärztin, übrigens ohne steril-weißen Kittel, die mir nicht sofort befahl, mich auszuziehen. Nicht einmal auf die verdammte Waage stellen mußte ich mich, na ja, ich wog ja auch in der Zwischenzeit viel zuviel.
Durch ihre Herzlichkeit regte sie mich an, von mir zu erzählen, besonders interessierte sie, wie und was ich jetzt und während der Magersucht fühlte und dachte. Sie erzählte aber auch von ihren Erlebnissen und Sorgen. Es kommt nämlich vor, daß auch Ärzte Sorgen haben!
Bald war sie meine Freundin, obwohl sie ja viel älter war als ich. Sie betrachtete mich nicht vom hohen Roß herab, sondern versuchte mich wirklich zu verstehen. Sie gab mir schließlich auch den Ansporn, meine Erlebnisse aufzuschreiben, und ermunterte mich immer und immer wieder.

Meine Selbstmordimpulse verstärkten sich wieder. Oft ritzte ich mich in einer Toilette in der Schule, immer hoffend, endlich einmal genügend Kraft zu haben, Schluß zu machen. Wieder gelang es mir nicht, wieder schrieb ich Frau Fischer, die mir am 18. Juni 1981 mit einem aufrüttelnden Brief antwortete, der mich ziemlich schockierte und nachdenklich stimmte:

Liebe Andrea,
Dein Brief ist eine schwere Enttäuschung für mich, ich bemitleide Dich nicht. Ich hielt Dich immer für ein Menschenkind, das sich mit ganzer Seele und Energie für eine leidende und ungerecht behandelte Menschheit, ob nun amerikanische Indianer oder Freiheitskämpfer in Nicaragua, einzusetzen im Stande war – und nun denkst Du nur an Dich selbst, aus welchen unreifen Gründen weiß ich nicht, und versetzt Dich nicht

einmal in die Gefühle Deiner Allernächsten, Deiner armen Eltern vor allem. Deine an sich nicht kräftige Mutter wird eines Tages in der Angst um Dich zusammenbrechen – wie wird Dein Gewissen das tragen? Der Vater hat es in anderer Weise schwer, ich weiß das, Du aber belastest ihn noch mit der Sorge um Dich. Dein Plan, in der Schule den ahnungslosen Versuch zu machen, ist ebenso selbstsüchtig, denn damit lädst Du auch noch der Schule die Verantwortung auf, nicht besserer Beobachter gewesen zu sein. All das erscheint mir einfach feige und rücksichtslos, und ich kann Dich nicht mehr lieben wie sonst. Was, um Gotteswillen, treibt Dich, solch einen Schritt ernsthaft zu erwägen??

Was glaubst Du, wie oft z. B. ich oder tausend andere unseres Schicksals nicht das Gefühl hatten, Schluß machen zu müssen, aber es nicht taten ...

Als man uns aus unserem Vaterlande trieb, ohne Geldmittel, ohne zu ahnen, was das wildfremde Land Bolivien für Möglichkeiten zu überleben bieten würde. Als ich mich von meinen damals noch jungen Kindern trennen mußte, die ich beide nur unter schwerster Lebensgefahr nicht einmal geboren hatte, sondern die man mir aus dem Leibe hat schneiden müssen. Als ein unabsehbarer Krieg ausbrach und die Kinder mitten in Bomben in England täglich in Gefahr waren. Als wir nicht einmal wagten, sie über das Meer möglicherweise zu uns zu retten, durch eine gefährliche Blockade. Als wir endlich wieder mittellos in den USA landeten und mein Mann bereits Anzeichen schwerer Krankheit zeigte. Als wir die Kinder als zwei fremde, erwachsene, junge Frauen wiedersahen, die kaum mehr unsere Sprache sprachen. Als ich arbeitete wie die Negerdienstmädchen und andern Leuten die Häuser reinmachte und mein Mann Stempel auf Care Pakete drückte als ersten Job, oder völlig arbeitslos wurde nach miserablen Lehreranstellungen in einem widerlichen Nest in Texas – und was denkst Du, wie oft wir nicht zusammen nahe daran waren, es »genug« sein zu lassen. Aber da war meine Mutter, alt und gebrechlich, da waren die Kinder, konfus und ohne Geld (sie aßen z. B. für Hunde bestimmtes Pferdefleisch), da waren schließlich immer noch Hoffnungen, daß wir es eines Tages doch noch schaffen würden, und allmählich wendete sich das Bild. Wir fanden uns wieder, Eltern und Kinder, sie arbeiteten und sahen, daß auch Amerika, das ihnen verglichen mit dem geliebten England erst hassenswert erschienen war, Möglichkeiten hatte. Und wir

krabbelten in die Höhe, und gerade das, wenn man glaubt, ganz unten zu sein und alles keinen Wert mehr zu haben schien, gab einem dann Befriedigung, Stolz, neue positive Kraft zum Weiterkämpfen und – wie die Unterdrückten hier singen – das Lied, das Du auch kennst: »We shall overcome«. Das Leben geht nicht glatt, Du mußt es Dir erkämpfen.
Wie sagt Goethe: »Feiger Gedanken, bängliches Schwanken, weibisches Zagen, ängstliches Klagen, wendet kein Elend, macht dich nicht frei. Allen Gewalten zum Trutz sich erhalten, nimmer sich beugen, kräftig sich zeigen, rufet die Arme der Götter herbei« ... Nur so wirst Du »wesentlich«, um Goethe wieder zu zitieren.
Willst Du den andern Weg gehen, Dich, alle Deine Lebensmöglichkeiten zerstören, den Eltern den Todesstoß geben, dann ziehe ich meine Hand ab von Dir, dann habe ich mich in Dir getäuscht. Du allein nur kannst Dir helfen, kein Arzt, kein Psychoanalytiker oder Therapeut, nur Du allein kannst entscheiden und Dich heilen. Wirf die gräßlichen Rasierklingen weg und tue Deine Pflicht in der Schule. In den Ferien atme Natur in vollen Zügen, wandre bis Du todmüde ins Bett fällst nach einem guten Schmaus, und, wie man hier sagt, »count your blessings«, öffne die Augen der Welt, und Du wirst sehen, wie schön, wie reich sie ist trotz allem, was Dir offenbar heute grau in grau erscheint. Sonne, Mond und Sterne mögen Dich begleiten. In Dir selbst ist alles beschlossen, glaube mir, und da ist edelstes Menschentum in dieser im Moment dummen, kleinen Andrea, zu schönsten Hoffnungen berechtigt. Verzeih mir, wenn ich Dir weh tun mußte, aber was Du brauchst ist ein scharfes *Operationsmesser* und kein Gewinsel.

Love!
Deine Ellen Fischer

Aber was konnte ich tun, um diese zerstörerischen Gedanken nicht mehr zu denken?

In der Schule war ein kleines Wunder geschehen. In Deutsch hielt ich einen Vortrag über politische Bücher des brasilianischen Erzbischofs Dom Helder Camara. Bei der Diskussion lieferten der Deutschlehrer und ich uns ziemlich heftige Schlachten. Während der eine noch redete, überlegte sich der andere schon, was er nachher sagen wollte. Wir hörten einander gar nicht richtig zu.

Als nach der Stunde schon fast alle Schüler das Zimmer verlassen hatten, führten wir unsere Diskussion allein weiter. Plötzlich hatte sich alles geändert. Jeder versuchte, auf den andern zu hören und ihn zu verstehen. Jetzt achteten wir einander, während ich ihn früher als stockkonservativ bezeichnet und auch gehaßt hatte. Ich schien ihm früher ebenfalls auf die Nerven gegangen zu sein.
Er, von dem ich geglaubt hatte, er hätte seine Meinung in Stein gemeißelt, hatte sogar den Mut, sie in einigen Punkten zu verändern. Auch ich hatte das Gefühl, ihn besser zu verstehen, obwohl wir in unserem Denken ja keineswegs auf derselben Linie lagen. Hinter seiner oft etwas starr wirkenden Fassade kam ein hochsensibler Mensch zum Vorschein.
Später legte er mir oft Zeitungsartikel, die mich interessierten, hinten ins Aufsatzheft. Das gab mir immer wieder neuen Aufwind.
Zum Ausgleich hatten wir aber einen speziellen Biologielehrer bekommen. Nachdem seine ersten Sündenböcke unsere Klasse verlassen hatten, suchte er sich einen neuen. Wer wäre da besser geeignet gewesen als ich, die ich so miserabel in diesem Fach war. Ich hatte sogar das Privileg, neben seiner Lieblingsschülerin, die ich aber gut mochte, zu sitzen. Ich Dumme hatte wiedermal keinen Mut, mich offen gegen ihn zu wehren, wenn er mich vor der ganzen Klasse bloßstellte. Als ich beispielsweise einmal etwas nicht beantworten konnte, stellte er mir in der restlichen Zeit eine Menge besonders schwieriger Fragen, die oft auch unser Biogenie nicht beantworten konnte. Noch perfider war es aber, wenn er irgendein Gedicht rezitierte und mich fragte, wer es geschrieben hätte. Wenn ich es nicht wußte, sagte er triumphierend zu allen Schülern: »Nicht einmal das weiß sie.«
Anfänglich ließ ich mich noch niederdrücken und machte wahrscheinlich einen ziemlich verdatterten Eindruck. Dann wechselte ich meine Taktik, indem ich passiven Widerstand leistete und überhaupt keine Antwort mehr auf seine Fragen gab, wenn ich sie nicht beantworten konnte. Oft kam er dann und schubste mich mit seinem Stock, ich sagte daraufhin ganz gleichgültig und cool, ich wisse die Antwort nicht. Auf diese Weise konnte er seinen Triumph nicht mehr voll auskosten.
Ein anderer Lehrer mußte ebenfalls gezähmt werden. Dieser zeigte uns vor den Ferien einmal einen Film, hergestellt von der Firma *Sandoz*, in welchem natürlich die Chemie verherrlicht

wurde. Unerhört, welchen Fortschritt man durch die chemische Düngung erreicht hatte! Alles wurde darin beschönigt, sogar die grausamen Tierversuche. Wunderbare Aufnahmen von riesigen Feldern hier und in der Dritten Welt, die per Helikopter aus der Luft mit Dünger bespritzt werden.

Nachdem ich mir nochmals alles durch den Kopf hatte gehen lassen, schrieb ich dem Lehrer in den Ferien einen höflichen Brief und legte ihm auch einige Artikel zu diesen Themen bei.

Auf eine Antwort warte ich noch heute. Jedenfalls schien mir, der Lehrer habe einigen Respekt vor mir gewonnen. Wie sich aber allmählich herausstellte, gehörte er zu jenen, die mir aus Angst, ich könnte vielleicht rückfällig werden oder mir sonst etwas antun, eine Spezialbehandlung zukommen ließen. Das paßte mir nun ganz und gar nicht. Wieso konnten nicht alle Schüler normal behandelt werden?

4. Kapitel

Der Herbst war wieder da. Ich sehnte mich nach meiner mageren Zeit vor einem Jahr zurück. Alle Erinnerungen an damals schnürten mir fast die Kehle zu. Depressionen vermischten sich mit Selbstmordgedanken, diese wiederum mit panischer Todesangst.
Wenn alles sinnlos ist, ist dann nicht auch Selbstmord sinnlos? Ist das nicht der schlimmste Gedanke, den man denken kann?

Tagebuch 12. 9. 1981
Es wird immer dunkler um mich. Plötzlich siehst du überhaupt nichts mehr.
Weshalb noch im Dunkeln umherirren?
In der Dunkelheit sieht alles gleich aus – keine Farben – pechschwarzer Tunnel – menschenleer.
Dein Kopf schmerzt vor lauter Grübeln. Ständig drehst du dich um deine eigene Achse. Ist es da verwunderlich, wenn du von dir genug bekommst, wenn du dich haßt, wenn du versuchst, dich umzubringen? Du bist ohnehin kaputt.
Alle Leute sind dir fremd, eine riesige, anonyme Masse, die sich auf dich zuwälzt und dich mit ihren grellen Raubtierzähnen zerreißen will.
Die Menschen, die hinter einem Vorhang stehen, versuchen, dich aufzuheitern, doch ihre Worte werden durch jenen undurchsichtig schwarzen Vorhang gedämpft. Sie können ihn dir nicht zerreißen, das solltest du selbst tun, aber du willst das gar nicht mehr. Du kannst dir einzig noch eine Maske aufsetzen, um niemanden zu schockieren. Jetzt kann ich mir meine Maske nicht mehr vom Gesicht reißen, sie klebt! Die Angst, was dahinter hervorkäme, ist zu groß.
Alles bleibt gleich, nichts verändert sich mehr.
Immer wieder derselbe gähnend langweilige, trübgraue Alltag, der dir seine eiskalten Krallen in den Nacken bohrt und dich lähmt. Ihm wirst du niemals entfliehen können.
Vor mir zeigt sich die einzig noch mögliche Alternative:
Der Abgrund ins Nichts öffnet sich schon und erwartet mich.

Noch ein Schritt und ich bin auf ewig mit diesem Nichts vereint.
Ich falle, löse mich auf, werde zu Staub, werde zu Nichts ...

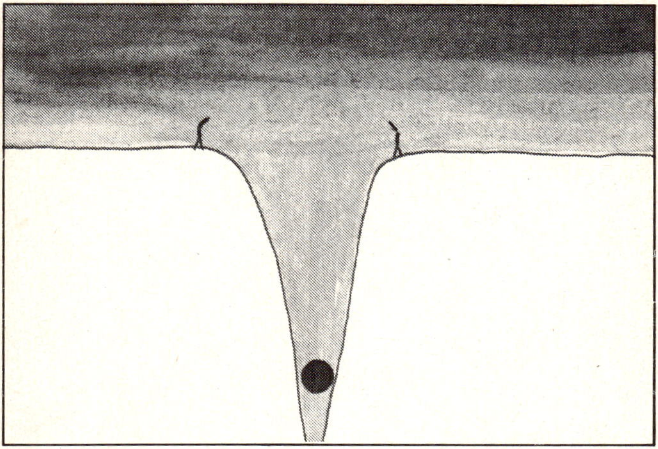

Eine Woche vor den Herbstferien verreiste unsere Klasse in die sogenannte Studienwoche. Wir hatten uns vorgenommen, aus Gerold Späths »Commedia« ein Theaterstück zu machen. Der erste Teil dieses über 400 Seiten dicken Buches setzt sich zusammen aus kleinen Selbstdarstellungen, Portraits von Menschen aller sozialen Schichten und jeden Alters, die ihre Gedanken, Träume, Hoffnungen und Zweifel erzählen. Im zweiten Teil des Buches führt ein tauber Kurator eine Reisegesellschaft durch ein Museum, in dem Kleider, Hosenträger, Küchengeräte und ähnliche Dinge ausgestellt sind. Er erzählt diesen Besuchern um so phantastischere Geschichten, je weniger sie sich für das interessieren, was sie hören und sehen. Die Gegenstände werden zunehmend seltsamer, die Räume dunkler, dadurch wird die zunehmende Kommunikationslosigkeit der Museumsbesucher, die nichts wahrnehmen, nicht einmal sich gegenseitig, immer deutlicher. Das Buch endet damit, daß fast alle vom Kurator als Tod in ein fensterloses Verlies geführt werden, aus dem es kein Zurück mehr gibt.
Noch vor der Abreise hatte ich es soweit gebracht, mich sogar ein wenig auf diese Arbeitswoche zu freuen. Karin, die ebenfalls voller Bedenken war, hatte dazu beigetragen. Am hartnäk-

kigsten war die Angst vor den Mahlzeiten, bis ich mir sagte: Es kann dich ja niemand zwingen, etwas zu essen.
Ich wollte nämlich diese Woche dazu nutzen, etwas abzunehmen. Ich wußte sowieso, daß ich vor den andern keinen Bissen runterbringen würde. Diese Gelegenheit durfte ich also nicht vorübergehen lassen.
Schon am Abend des dritten Tages überkam mich ein richtiger Koller, als ich allein auf meiner Pritsche saß. In einer Anwandlung von Selbstmitleid und Eifersucht schrieb ich wieder einmal in mein Tagebuch:
Ich halte es kaum aus und frage mich, ob ich es noch bis zum Schluß ertragen werde. Ich mag nicht einmal mehr Gitarre spielen, V. und S. spielen sowieso besser.
Ich fühle mich noch viel einsamer als in der Schule. Sogar von Karin habe ich das Gefühl, allein gelassen zu werden. Vielleicht tue ich ihr auch Unrecht. Wenn es Karin mal schlecht geht, sieht man es ihr an, ich getraue mich nicht, meine Stimmung nach außen hin zu zeigen.
Diesmal habe ich wirklich versucht, mich nicht von den andern abzukapseln, aber sie haben kaum ein Entgegenkommen gezeigt. Das Problem liegt wahrscheinlich darin, daß ich zu eifersüchtig auf die bin, die mit allen in der Klasse gut auskommen.
Oft ist mir auch langweilig.
Alles kotzt mich an. Mir ist ganz egal, was die andern aus dem Stück machen.
Den Lärm, die Musik halte ich kaum mehr aus, auch das späte Zubettgehen nicht. Sogar M. scheint gut zurechtzukommen. Ich komme mir vor wie ein Hund, der der Klasse einfach nachtrottet, als Anhängsel.
Niemals werde ich wieder mit dieser Klasse zusammen in ein Lager gehen. Früher war es nie so schlimm, überhaupt, beinahe nirgends fühle ich mich mehr richtig wohl. In der Klasse zähle ich sowieso kaum etwas.
Alle freuen sich. Auch wenn ich mich dazu zwinge, es gelingt mir nicht, so daß ich nachher das Gefühl habe, total gescheitert zu sein.
Der Kopf dröhnt mir, am übrigen Körper friere ich.
Überall wird man in die Ecke geschoben, beim Theaterstück, beim Kochen, beim Sichunterhalten. Wenn nicht ich jemanden anspreche, spricht selten jemand zu mir. Woran liegt es denn?

Obwohl sich Karin noch mehr abkapselt als ich, ruft man sie oft dazu, fragt man sie, wie es ihr geht. Wenn ich daran denke, daß das immer so weitergehen könnte, mache ich lieber schon vorher Schluß.
Ich schreibe im Halbdunkel, nicht einmal genügend Licht gibt es bei meinem Bett.
Was fehlt mir, daß ich mich nicht mit den andern zusammen amüsieren kann, sondern eher eine Last für sie bin? Und jeden Tag das Theater mit dem Essen. Ich komme mir blöd vor, nichts zu essen, aber ich bring' nichts runter. Ich kann mich deshalb kaum mehr auf den Beinen halten, besonders am Morgen. Wie wird das am Abreisetag werden mit all dem Gepäck?
Niemand fragt, ob die Musik vielleicht jemanden stört. Mein Kopf zerspringt beinahe. Wenn ich nach Hause komme, werde ich ziemlich kaputt sein.
Es scheint, daß ich diesen Lärm als einzige nicht aushalte, den andern gefällt es, sich stets mit Musik berieseln zu lassen. Morgen abend wollen sie ausgehen. Es macht mir Angst, daran zu denken. Wenn ich hierbleibe, wird es wieder heißen, ich würde mich abkapseln. Aber ich mag einfach nicht, schon wegen der Hungerschwäche nicht. Entweder würde ich zusammenklappen oder etwas anderes würde geschehen. Könnte ich doch nur den nächsten Tag überspringen!

Dann wurde ich unterbrochen, Karin kam ins Zimmer und fragte mich, ob es mir nicht gutgehe. Sogleich überhäufte ich mich mit Selbstvorwürfen, sogar Karin derart Unrecht angetan zu haben, als ich schrieb, sogar sie hätte mich sitzen lassen.
Die letzten Tage hielt ich etwas besser aus. Das Stück bekam allmählich seine endgültige Form. Wer wollte, konnte ein Portrait auswählen und es selbständig gestalten. Diese Figuren wurden später im Museumsteil integriert. Zudem verfolgten wir die Idee, das Publikum ebenfalls am Stück zu beteiligen. Schließlich kamen wir auf die Lösung, die Zuschauer zu den Museumsbesuchern werden zu lassen, die vom Kurator herumgeführt werden.
Für mich fand ich eine passende Rolle, nämlich die einer Selbstmörderin. Zuerst fürchtete ich, die andern damit zu sehr zu schockieren, doch bei der ersten Probe sah ich, daß ich nicht die einzige Selbstmörderrolle darstellte.
Am letzten Morgen glaubte ich, sterben zu müssen. Ich schwitzte und fror dann gleich wieder. Mit Mühe und Not klei-

dete ich mich an. Ich wußte, daß dies die Folgen meines einwöchigen Hungerns waren, ich hatte pro Tag nur etwa drei Äpfel gegessen.
Zu Hause angekommen, freute ich mich über den großen Gewichtsverlust, doch schon bald fing ich wieder an zu Essen. Mein Zwei-Tages-Rhythmus von Fasten und Fressen begann von neuem.

Ich dachte wieder ständig an Selbstmord und ärgerte mich über meinen fehlenden Mut dazu.
In der Schule fiel mir plötzlich auf, in wie vielen Büchern, die wir gerade lasen, das Thema Selbstmord vorkam.
In einer Englischstunde beschäftigten wir uns mit einer Kurzgeschichte von Hemingway. Mir wurde fast übel, als darin geschildert wurde, wie sich ein Indianer die Pulsadern mit einer Rasierklinge durchschnitt. Das war ja genau ich! Niemand hätte wohl vermutet, daß sich in seiner Klasse jemand befand, der fast täglich mit diesem Gedanken spielte.
Zur selben Zeit stieß ich fast in jedem sprachlichen Fach auf weitere Selbstmörder, was mich einerseits richtig fertigmachte, andrerseits immer mehr anspornte, diesen letzten Schritt auch zu wagen. (Selbstmordgeschichten können ja tatsächlich echte Selbstmordepidemien auslösen, man denke nur an Goethes Werther.) Eigentlich war es verantwortungslos von unseren Lehrern, solche Geschichten zu lesen.
Nach jeder Stunde hoffte ich wieder, von einem Lehrer einfach angesprochen zu werden. Vielleicht wäre es mir mal gelungen, ihm meine Selbstmordphantasien mitzuteilen.
Dieses Bedürfnis hatte ich vor allem deshalb, weil ich den Eindruck hatte, der Pfarrer, Herr Hagen und Frau Marschik glaubten nicht wirklich an meine selbstzerstörerischen Absichten. Sie glaubten, ich würde nur immer davon reden, und es sei ja alles gar nicht so schlimm.
Plötzlich kam mir Frau Weibels Frage wieder in den Sinn. Hatte sie mich nicht gefragt, ob ich Abführtabletten nähme? Ja genau, das war die »Lösung«, Abführtabletten!
Und wirklich, ich fühlte mich nach einem Freßanfall viel wohler, wenn ich Abführtabletten nahm. Am nächsten Tag war dadurch alles wieder draußen. Sogar der Geschmack von faulen Eiern, der mir früher immer aufstieß, war weg.
Einmal wartete Karin nach der Schule auf mich. Ich wollte aber Abführtabletten holen und überlegte, wie ich es anstellen

sollte, ohne daß sie es merkte. Zu meiner Überraschung sagte sie mir, sie müsse noch in eine Apotheke. Es stellte sich heraus, daß sie dieselbe Absicht hatte wie ich, nämlich ebenfalls Abführtabletten zu kaufen. Sie gestand, sie schon seit längerer Zeit zu nehmen, daneben erbreche sie aber auch oft. Sie leide nämlich an einem ähnlichen Eßproblem wie ich.
Ich war schockiert, davon vorher nie etwas bemerkt zu haben.

Bei mir entstand schließlich eine Abhängigkeit von Abführtabletten, die sich kaum von einer echten Tablettensucht unterschied.
Hatte ich mich überfressen und einmal keine Tabletten bei mir und auch keine Möglichkeit, mir welche zu veschaffen, wurde ich kribblig und war zu nichts mehr fähig. Holte ich mir am nächsten Tag eine Packung, war ich wieder beruhigt.
Diese Tablettenabhängigkeit wurde mir erst richtig bewußt, als mich einmal der Gedanke überfiel: Ohne die kannst du ja gar nicht mehr leben, wenn du dich immer wieder überfrißt.
Wie tat mir doch mein Darm leid!

Am Abend des 2. Februar 1982 hatte ich mich abermals bis oben mit Essen vollgestopft. Da ich nicht einmal erbrechen konnte, nahm ich absichtlich eine noch höhere Dosis Abführmittel als gewöhnlich, in der Hoffnung, mich vielleicht übergeben zu können, was auch kurz darauf geschah.
In der Nacht erwachte ich plötzlich und meinte, sterben zu müssen, denn sobald ich mich erhob, drehte sich alles um mich. Mir war hundeelend. Halb ohnmächtig taumelte ich zur Toilette, weil ich meinte, mich wieder übergeben zu müssen. Wieder im Bett bekam ich Schweißausbrüche und Ohrenrauschen und konnte nicht mehr richtig sehen. Es war, als ob mir jemand Atropin in die Augen geträufelt hätte, wie beim Augenarzt vor einer Untersuchung.
Zum Glück fühlte ich mich am nächsten Morgen wieder besser, so daß mir niemand etwas anmerkte und ich ungehindert zur Schule gehen konnte.
In der ersten Stunde überkamen mich neue Schweißausbrüche. Ich flüsterte Karin zu, es gehe mir miserabel. Viel mehr brachte ich nicht heraus. Karin fragte daraufhin den Lehrer, ob sie mich nach Hause bringen könne, doch er schlug vor, mich zum Schularzt zu bringen.

Weil ich nicht wieder in der Schule fehlen wollte, willigte ich ein, obwohl ich fürchtete, der Schularzt könnte meine Abführtablettengeschichte aufdecken.
Ich konnte mich kaum noch auf den Beinen halten. Karin mußte mich richtig stützen. Im oberen Stock begegneten wir der neuen Schulärztin, die seit dem ersten Februar im Amt war, und ihrer Sekretärin. Die beiden brachten ebenfalls ein Mädchen, dem es derart übel war, daß man es stützen mußte.
Endlich konnte ich mich hinlegen. Die Ärztin wandte sich zuerst dem anderen Mädchen zu, so daß mir wenigstens genügend Zeit blieb, eine glaubhafte Lüge zu erfinden.
Als sie endlich zu mir kam, um mir den Puls zu fühlen, bemerkte sie meine Narben am Handgelenk. Ich hätte mich verletzt, lautete meine Erklärung, was ja auch zutraf, sie aber nicht unbedingt darauf kommen ließ, daß ich sie mir selbst zugefügt hatte.
Sie fragte mich weiter, was wohl der Grund für meine Übelkeit sei. Ich gab vor, keine Ahnung zu haben. Erst als sie weiterbohrte, antwortete ich, vielleicht komme es daher, daß ich nichts gefrühstückt hätte.
Sie glaubte mir sofort und gab mir ein Stück Zucker, um den angeblich niedrigen Blutzuckerspiegel etwas zu erhöhen.
Nach einer Stunde fühlte ich mich wieder gut. Doch auch dieser Zwischenfall genügte nicht, mich von den Tabletten abzuhalten.
Einige Wochen später geschah etwas ähnliches. In der Chemiestunde hatte ich zu einer Aufgabe eine Frage, worauf der Lehrer sich vor meine Bank stellte und mir alles nochmals genauestens erklären wollte. Sobald er mich aber ansah, durchfuhr mich wieder eine Hitzewelle und kurz darauf ein Kälteschauer. Ich verkrampfte mich immer mehr. Niemand durfte erfahren, was mit mir los war! Plötzlich flog mir der Schreibstift in hohem Bogen aus der Hand. Ich zitterte am ganzen Körper. Ruhig erklärte mir der Lehrer die Aufgabe zu Ende, als ob er nichts bemerkt hätte, und fragte mich, ob ich begriffen hätte. Ich bejahte, obwohl ich mich derart auf meinen Körper konzentrieren mußte, damit er mir nicht aus allen Fugen geriet, daß ich nichts von dem aufnehmen konnte, was er mir erzählt hatte.
Nach der Schulstunde ging ich vorzeitig nach Hause und erholte mich dort langsam wieder. Auf der Tablettenpackung las ich dann die Zusammensetzung der Pillen nach, und mir wurde manches klar. Die Tabletten enthielten Bella Donna, atropin-

haltige Tollkirsche, die hemmend auf den Parasympathikus wirkt, etwas Strychnin war auch noch drin. Ein wahrer Hexenfraß, diese Pillen!
Mir lag aber immer noch dieser Lehrer im Magen. Er mußte doch wirklich etwas bemerkt haben. War das peinlich! Er könnte ja meinen, ich sei plötzlich übergeschnappt.
Am nächsten Morgen riß ich all meinen Mut zusammen, suchte ihn auf und erklärte, es täte mir leid wegen gestern, ich hätte eine Vergiftung gehabt. Er müsse aber keine Angst haben, ich nähme keine Drogen. Der Lehrer hatte nur vermutet, mich erschreckt oder mir Angst eingejagt zu haben.
Seit jenem Zeitpunkt aber mied ich alle Lehrer, ich hatte Angst vor ihnen. Immer wenn mich einer anblickte, glaubte ich, von ihm durchbohrt zu werden, und mußte mich an Stuhl oder Bank festklammern. Glücklicherweise klang diese unbestimmte Angst mit der Zeit wieder etwas ab, bis ich sie schließlich bei fast allen Lehrern verloren hatte.

Der Frühling, die Zeit der Selbstmordgedanken, näherte sich wieder.

Tagebuch 13.2.1982
Eines Tages wird man mich vermissen. Vielleicht findet man mich mit offenen Adern in irgendeiner Toilette oder anderswo. Man wird mich ins Spital bringen, falls es nicht schon zu spät ist.
Wieder einer von vielen Selbstmorden, wird man denken.
Es macht mir Angst zu wissen, daß ich einmal in einem Sarg liegen werde. Wenn das nicht wäre, müßte es schön sein zu sterben, glaube ich. Wieso ist der Tod so anziehend und doch so angstmachend?

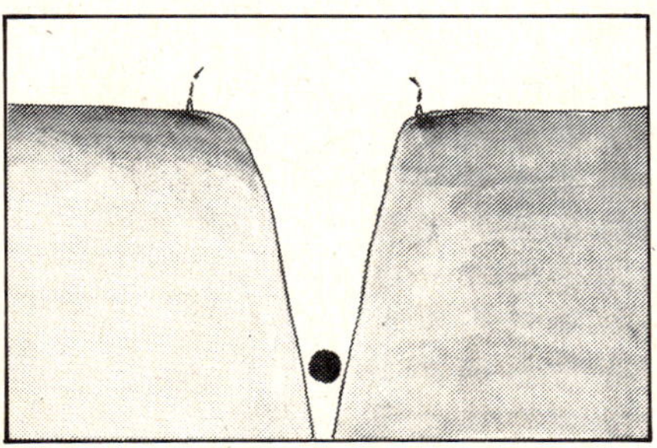

Draußen ist es schon ganz frühlingshaft. Die Sonne scheint. Für mich ist es eine schwierige Zeit. Das Wetter stimmt mich traurig. Bin ich mal himmelhochjauchzend, so falle ich schon kurze Zeit später ins Gegenteil.
Launenhaftes Frühlingswetter.

Tagebuch 3. 4. 1982
Immer diese Tabletten, von denen ich nicht loskomme, heute sicher schon siebzig. Weißt du, wie das ist? Ich will dir das mal beschreiben: Zuerst wirst du nur etwas wackelig auf den Beinen. Plötzlich merkst du, daß du nichst mehr in der Nähe siehst. Nachher kannst du deine Bewegungen kaum mehr steuern. Die Hände zittern, manchmal frierst du und zitterst am ganzen Körper, abwechselnd mit Hitzewellen. Deine Augen röten sich.
Mit der Zeit ekelt es dich vor allem, sogar schon beim Anblick von natürlichem Wasser. Wird es dir dann übel, erbrichst du alles Gegessene, hast du aber nichts im Magen, erbrichst du nur bittere Galle, was recht schmerzhaft ist.
Mit der Zeit steigerst du die Dosis von der normalen, etwa zwei bis drei Tabletten, zu immer mehr, bis zu achtzig pro Tag, weil sie sonst nicht mehr wirken.
Später erbrichst du auch nicht mehr.

Tagebuch 9. 4. 1982
Vermißtenmeldung: Achtzehnjähriges Mädchen kam nicht mehr nach Hause, leidet unter Depressionen und könnte sich ein Leid angetan haben. Es wird um schonendes Ansprechen gebeten. Diese Radiomeldung beschäftigt mich. Wieso? Vielleicht weil ich mich mit diesem Mädchen identifiziere, vielleicht weil ich meinen Wunsch durch dieses Mädchen ausgeführt sehe, vielleicht weil ich denke: Ich rede nur immer davon und habe die Schwellenangst immer noch nicht überwunden. Du fragst mich, welche Gefühle ich dabei empfinde. Ich verspüre eine Art angenehme Traurigkeit, vielleicht weil ich immer noch hoffe, daß es eines Tages gelingt. Ich versuche, mir immer wieder konkrete Vorstellungen darüber zu machen. Wieso ich mich überhaupt umbringen wolle, fragst du weiter. Um die Aufmerksamkeit auf mich zu lenken? Ich weiß nicht, vielleicht.
Jedenfalls, um der absurden Sinnlosigkeit zu entkommen.

»Da tot mein Leben war, sei du mein Leben, Tod!«
(Tor und Tod, Hugo v. Hofmannsthal)

Tagebuch 9. 4. 1982
Selbstgespräch

– Morgen bringst du dich um – nein, erst am Freitag.
– Aber denke doch an deine Eltern. Mutter würde es nur schlecht überwinden können, wenn überhaupt.
  Abgesehen von deinem Leben hättest du zusätzlich noch ihres auf dem Gewissen. Die Schuld, wenn sie vor lauter Selbstvorwürfen nicht mehr schlafen könnte, würde auf dir lasten.
– Was wäre denn das für ein Leben, wenn du nur deiner Eltern wegen am Leben bleibst? Schließlich leiden sie auch nicht an deiner Stelle.
– Und die Schuld gegenüber dem Schöpfer deines Lebens? Er schenkt dir dein Leben, und du zerstörst sein Geschenk.
  Wie willst du dich für Frieden, für Unterdrückte, gegen den Atomtod einsetzen, wenn du dich selbst zerstören willst? Kannst du das denn nicht verstehen?
– Schweig doch! Laß mich endlich in Ruhe! Wieso willst du mir noch mehr Schuldgefühle aufladen? Du bringst mich zur Verzweiflung!
– Genau das will ich: dich zur Verzweiflung bringen, damit du dich einmal richtig mit deinen Zweifeln befaßt und nicht vor ihnen fliehst.
– Das ist mir alles egal. Es *muss* mir egal sein, damit mich diese Stimme nicht von meinem Vorhaben abbringt.
  Ich bin feige, wenn ich nur immer davon rede und nie wage, es zu tun.
– Weshalb hörst du nicht mehr zu? Bitte, wende dich nicht von mir ab, ich flehe dich an. Du kannst es nicht tun. Stell dir vor, wieviele Menschen du enttäuschen würdest. Alle, die dir zu helfen versucht haben, würdest du zurückstoßen. Kannst du das verantworten?
– Die Stimme spricht wieder. Sie hat etwas Verführerisches an sich. Nein, sie darf mich nicht überzeugen, sie *darf* nicht. Ich werde ihr kein Wort mehr sagen – alles muß mir egal sein. Ich will mir keine Verantwortung aufbürden. Wenn du tot bist, ist alles vorbei.
  Und wenn man sich doch verantworten müßte? Bin ich nicht zu hochmütig, zu undankbar, das Geschenk »Leben« zurückzuweisen???

Meine Gedanken begannen immer mehr um den ehemaligen »Fremden« zu kreisen, der längst nicht mehr »der Fremde« war. Da Herr Hagen strikt vermied, etwas von sich selbst preiszugeben, spann ich die verrücktesten Geschichten über ihn zusammen.

Inzwischen hatte ich herausgefunden, daß seine Frau ebenfalls als Psychoanalytikerin im Nebenzimmer arbeitete. In meiner Phantasie wollte ich sie beiseite schaffen, sie zwingen, jemand anderen zu heiraten. Ich wollte eine griechische Tragödie, ein Shakespearesches Drama auslösen.

Auch den Jungen, der nach mir zu Herrn Hagen kam und in den ich mich auf den ersten Blick verliebt hatte – den ich somit nicht umbringen konnte –, betrachtete ich als Nebenbuhler. Herr Hagen könnte ja die anderen mehr mögen als mich. Ich wollte aber unbedingt sein liebstes »Baby« sein. Ich wollte ihn ganz allein besitzen. Am liebsten hätte ich ihn in ein Zimmer gesperrt, so daß er sich nur um mich kümmern könnte. Armer Herr Hagen!

»Der Fremde« war also zu meinem Vater-, Gottersatz geworden. Entsprechend stellte ich auch unerfüllbare Erwartungen an ihn: Er sollte mich gesundzaubern.

Frühling 1982

Fünf Minuten vor zwei. Um zwei Uhr bin ich bei ihm bestellt.

Ich sitze auf einer Bank im zweiten Stock und warte auf ihn. Ich überlege genau jeden Schritt, den ich tun muß. Soll ich zuerst meine Tasche nehmen und ihn dann grüßen oder umgekehrt? Ich bin so gespannt, daß ich beinahe Angst habe. Jedes Geräusch erschreckt mich.

Plötzlich höre ich, wie sich eine Türe öffnet. (Achtung, das Mysterium Tremendum!) Wohlbekannte Schritte nähern sich, langsam aber bestimmt. Unausweichlich, denke ich, und es überkommt mich von neuem ein wenig Angst, beim Dasitzen und Vormichhinstarren ertappt zu werden. Deshalb stehe ich auf.

Endlich bin ich erlöst. Er steht lächelnd vor mir und reicht mir die Hand. Für einen kurzen Moment geht alles rasch und schmerzlos.

Er geht voraus, öffnet die Tür und läßt mich eintreten. Ich merke, wie er mich, meinen Gang und meine Haltung, von hinten aufs Genaueste beobachtet. (Wahrscheinlich wieder eine Einbildung von mir!)

Für einen kurzen Augenblick bin ich deshalb verunsichert und fliehe auf den mich erwartenden Sessel. Wieviele Leute haben wohl schon auf ihm gesessen? Kurz versuche ich, mir das Schicksal dieses Stuhls vorzustellen, immer »besessen« zu werden. Kann sich ein Stuhl auch einsam fühlen, wenn niemand auf ihm sitzt? Wird es ihm nie langweilig, immer am selben Ort zu stehen?

– Wie geht's heute? – fragt er.
– Ich denke, schon wieder diese äußerst unangenehme Frage, die so schwierig zu beantworten ist.
  Ich zucke die Schultern.
– Gibt's was Neues?
– Nichts Besonderes – dazu ein verlegenes Lächeln, dann wieder Schweigen.

Er stopft sich gemütlich seine Pfeife und lehnt sich in seinen Sessel zurück, während ich verkrampft dasitze und nervös die Finger ineinander verkralle.

Was denkt er wohl?

Er sieht vor sich hin und scheint ganz in sich gekehrt zu sein.

Heiseres Husten. Raucherhusten.

Sein Husten dringt mir jedesmal tief unter die Haut. Hoffentlich wird er nicht krank. Wieder bekomme ich Angst, er könnte plötzlich sterben.

Von Zeit zu Zeit durchdringen mich seine Blicke. Manchmal sehe ich dann absichtlich weg, merke aber, wie er mich beobachtet. Jede Regung in meinem Gesicht wird von seinen Augen registriert.

– Was denkst du jetzt gerade? – nimmt er das Gespräch wieder auf.

Ich murmle ein etwas unverständliches »Nichts«.

– Bitte?
– Nichts – wieder ein verlegenes Lächeln meinerseits. (Musterhaftes Beispiel eines »Gesprächs« zwischen zwei Zugeknöpften.)

Die Art, wie er »Bitte« gesagt hat, gefällt mir. Ich denke mir: Er spricht beinahe wie ein Engel. (Was ich doch wieder alles zusammenspinne!)

Da er wieder in sich versunken zu sein scheint und ruhig an seiner Pfeife zieht (als Jungianer muß man doch rauchen!), will ich die Gelegenheit nicht verpassen, ihn zu betrachten, zuerst sein Gesicht mit den tiefen Furchen. (Nun wird's langsam peinlich! – und schmalzig!)

Was hat dieses Gesicht schon alles durchgemacht und gesehen? Das einzige, was er mir mal über sich erzählt hat, ist aus der Zeit, als er in Kriegsgefangenschaft ebenfalls stark abgemagert war.
All dies drängt sich mir nun unweigerlich auf. Durch diese Gedanken sehe ich sein Gesicht, ein vom Krieg gezeichnetes Gesicht, wie mir scheint.
Meine Augen wandern zu den Händen weiter. Feine Hände, beinahe Frauenhände. (Also, hör doch jetzt endlich mal auf!)
Wie wenig ich doch von ihm weiß. Plötzlich wird mir bewußt, daß vor mir ein siebenundsechzigjähriger Mann sitzt. Ich gewinne wieder mehr Distanz.
Er spielt mit seinem schönen roten Radiergummi (den er übrigens aus einem Behälter nimmt, in dem nebst vielem anderen Gerümpel auch ein Schraubenzieher liegt, scheinbar benutzt er den, um seinen Patienten oder Klienten – wie man ja so schön sagt – ihre lockeren Schräubchen wieder anzuziehen), dabei lächelt er spitzbübisch. Ich lächle wieder etwas verlegen zurück. Sein weises, beinahe unnahbares Aussehen während des Nachdenkens hat sich in liebevolle Kindlichkeit verwandelt. Diesen Wechsel habe ich schon oft beobachtet, er fasziniert mich immer wieder von neuem.

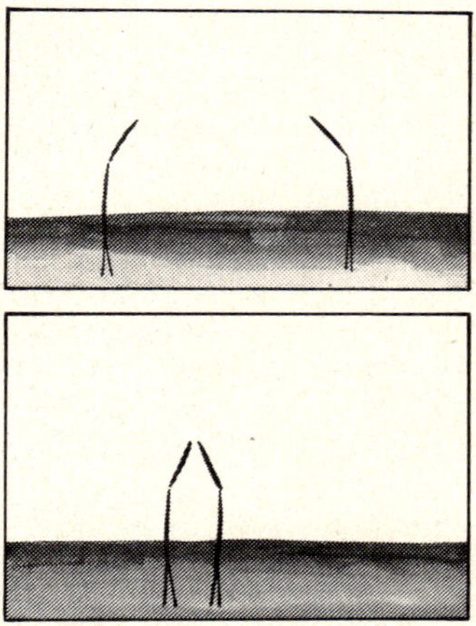

Während diese klebrige Zuneigung – von Fachleuten mit dem wundervollen Begriff »Übertragung« bezeichnet – immer mehr anwuchs, nahm auch die Angst vor dem Therapieende und somit mein Widerstand gegen Fortschritt zu. Je schneller ich vorankomme, um so näher rückt ja die Katastrophe, das Ende der Therapie. (Das wird noch was geben!)
Inzwischen hatte er sich sogar eine revolutionäre Neuerung angeschafft: eine Wasserpfeife! Ich wußte gar nicht, daß Herr Hagen solch exotische Tendenzen besitzt. Schade! Ich hatte mich schon ganz daran gewöhnt, mich am Anfang einer Stunde erst einmal durch den dichten Rauch zum Sessel hindurchzukämpfen. Herr Hagen schien immer geradezu verloren in der Weite des grauen Zimmernebels.
Einmal schenkte ich ihm ein kleines, selbstgemachtes Männchen aus Ton – vielleicht hatte ich so das Gefühl, gewissermaßen durch dieses Männchen hindurch immer bei ihm zu sein (wieder eine solch »spinnige« Idee!) –, das er dann auf den Fuß seiner Tischlampe stellte. Plötzlich war es nicht mehr da. Ha, was war da wohl geschehen!
Herr Hagen entschuldigte sich, ein Patient sei dummerweise an die Lampe gestoßen, so daß das Männchen heruntergefallen und zersplittert sei.
Ich nahm ihm das natürlich nicht übel. Mir war klar: Bei Herrn Hagens Erklärung handelte es sich zweifellos um eine Rationalisierung. In Wirklichkeit hatten sich nämlich seine unbewußten Todeswünsche, die er gegen mich hegte, auf den Patienten übertragen, der dann das Männchen (= mich) tötete. Frei nach Freud! (Freud möge mir meine dummen Witze vergeben!)
Herr Hagen öffnete mir ganz neue Welten. Ich begann eifrig Bücher von und über C. G. Jung zu lesen. Manchmal verstand ich nicht gerade viel und hätte seine Gedanken schon gar nicht wiedergeben können. Was ich aber einigermaßen verstand, war für mich spannender als jeder Krimi. Vieles erklärte mir später auch Herr Hagen, mit viel einfacheren Worten als Jung.
Beim Lesen dieser Bücher ging es mir nebenbei auch darum, Herrn Hagens Sichtweise in der Therapie etwas genauer zu durchleuchten, sie kennenzulernen. Ich wollte quasi hinter die Kulissen blicken. Leider gelingt es mir bis heute nicht, hinter seine persönliche Fassade zu blicken, was mich sehr beschäftigt(e). Er ist doch auch ein Mensch und kein Therapiecomputer! Er kann nicht verlangen, daß ich von mir erzähle, wenn er selbst nichts von sich persönlich preisgeben will. Oder will er

sich mit dieser Absicht selbst zu einem Gott, zu meinem zweiten Vater machen, will er mich total von sich abhängig machen? Vielleicht kann er sich gar nicht vorstellen, wie sehr man darunter zu leiden vermag.
Aus jeder noch so kleinen, unbedeutenden Äußerung von ihm versuchte ich, etwas Näheres über ihn persönlich herauszuquetschen. Manche Bemerkungen notierte ich mir, ich legte sie auf die Goldwaage. Einen Zettel, den er mir mal schickte und worauf nur stand, wann er wieder aus dem Urlaub zurückkehren würde, trug ich fast immer bei mir. Dieser an und für sich wertlose Fetzen war fast zu einer Reliquie geworden. Es kam mir selber kindisch vor!
Eine andere Methode war die Verniedlichung. Indem ich Herrn Hagen zu verniedlichen versuchte, kam er mir etwas näher, verringerte sich die Distanz ein wenig.
Ich formte sogar zwei Figuren aus Ton, die zufrieden auf einer Bank sitzen. Eigentlich sollten sie das alte Ehepaar Philemon und Baucis, das mir in einer Imagination begegnete, darstellen, sie wurden aber immer mehr zu Herr und Frau Hagen.
Werde ich mich jemals wieder von meinem »Vater« lösen können?
Häufig vermochte mich die Therapiestunde aus einer depressiven Stimmung herauszureißen, obwohl ich mir neben Herrn Hagen meist undifferenziert und primitiv vorkam. Ich ärgerte mich auch, nicht einfach mal losreden zu können, sondern meistens stumm wie ein Sack Kartoffeln dazuhocken.
Nach der Stunde fiel ich meist wieder in die depressive Stimmung zurück. Ich war frustriert, machte mir Vorwürfe, wieder wortlos dagesessen zu haben. Oft hoffte ich, Herr Hagen würde hellseherisch selbst merken, wie schlecht ich mich fühlte. Wenn er mich fragte, ob es mir nicht gut gehe, erschrak ich so, daß ich nur antwortete, es gehe schon, obwohl ich am liebsten gesagt hätte, hundsmiserabel. Ja, ich konnte die Leute gut täuschen! Wie bewunderte ich andere, die sich in einem solchen Moment einfach gehenlassen und losheulen können. Bei mir stauten sich die Gefühle immer an.

Inzwischen begann ich immer mehr meinen wirklichen Vater zu hassen. War das nicht praktisch: Ich hatte nun zwei Väter, der eine war »der Gute«, der andere »der Böse«.
Am meisten ärgerte mich, daß sich mein Vater nur auf Kosten anderer lustig machen konnte, er selbst vertrug keine Kritik.

Ein besonderes Problem war für mich sein ausgesprochenes Janusgesicht, das er vor Außenstehenden bestens verbergen konnte, so daß man glaubte, er sei nur ein armes, schuldloses Schäfchen. Oft trotzte er wie ein kleines Kind, was er aber immer heftigst abstritt.
Er mißbrauchte mich ständig, um von seinen eigenen Problemen, über die er nie sprach, weil er das als Schwäche empfunden hätte, abzulenken. *Ich* war ja das Problemkind. Auf mich konzentrierte sich alles. Er selbst genoß es, diskret im Hintergrund zu stehen und nur ab und zu etwas »Information« über mich abzugeben.
Der Haß ging so weit, daß es mir vor dem Gedanken ekelte, sein Kind zu sein, von ihm gezeugt – welch schreckliches Wort – worden zu sein.
Wie schockierend kam mir überhaupt die Tatsache vor, daß alle Menschen so entstanden. Ich schwor mir, niemals mit einem Mann zu schlafen. Sexualität empfand ich als Perversität, wenn sie nicht nur zum Kinderbekommen diente.
Wie ekelte es mir vor meinem Vater, der meine Mutter geschwängert hatte! Ich war das Nebenprodukt seiner egoistischen, sexuellen Befriedigung. Schon bei der Geburt wäre ich lieber im Bauch meiner Mutter geblieben, man mußte mich mit Kaiserschnitt herausholen.
Nach solchen Gedanken überhäufte ich mich gleich wieder mit Schuldgefühlen. Die Überlegung, daß mein Vater ja auch mal ein kleiner, niedlicher, hilfloser Säugling gewesen war, half mir oft ein wenig, meinen Haß zu überwinden. Er tat ja auch viel Liebes für mich.

5. Kapitel

Im Frühling wechselte Karin die Schule, und ich war wieder allein. Ich fühlte mich unsicher. Mir wurde bewußt, wie sehr ich mich hinter Karin verschanzt, wie ich sie quasi als schützenden Schild vor mich gestellt hatte. Kein Wunder also, daß ich jetzt allein war. Gleichzeitig fühlte ich mich aber vogelfrei, wie ein »lonely wolf«. Dieser Gedanke gab mir wieder Mut. Es standen ja nun alle Möglichkeiten offen.
Tatsächlich verbesserte sich meine Beziehung zur Klasse. Meine Mitschüler merkten offenbar, wie sehr mir Karin fehlte, wie einsam ich mich fühlte. Einige begannen sich liebevoll um mich zu kümmern. Ich fing an, richtig heimisch zu werden in der Klasse, nachdem ich die meisten jetzt etwas näher kennenlernte. Überhaupt hatte sich allmählich eine große Solidarität unter uns entwickelt. Wir halfen einander, wo es nur ging, im Gegensatz zu vielen anderen Klassen, in denen immer mehr eine Konkurrenzstimmung herrschte.
Im Turnen bekamen wir einen neuen Lehrer, den ich gerne mochte. Trotzdem wurde die Turnstunde, abgesehen von den Spielstunden, wirklich zum Horror. Wie schämte ich mich beim Hürdenlauf! Meistens übten wir draußen, wo oft noch einige Lehrer oder fremde Leute zusahen. Da ich plump war und auch noch die Kleinste, waren für mich die Hürden viel zu hoch. Ich stellte mir immer vor, wie dämlich ich beim Springen aussehen mußte. Wäre ich schlank gewesen, hätte es mir überhaupt nichts ausgemacht.
Diese Turnstunden nannte ich immer »Selbstekel-Einübungsprogramm«. Wie sagt man doch so schön, die Turnstunden sollen die Beziehung zum eigenen Körper, die Freude am eigenen Körper fördern!
Doch weg vom Körper! Wenden wir uns den geistigen Dingen zu, nämlich der Philosophie, in der wir neuerdings unterrichtet werden sollten.
Die Philosophiestunden gehörten zu meinen interessantesten Stunden, weil der Lehrer uns oft dazu anregte, selbst zu philosophieren und nicht nur fremde Theorien zu büffeln. Hier konnte man wirklich kreativ sein.

Einmal, wir behandelten gerade den Idealismus, stellte sich der Lehrer vor die Klasse und sagte, im Moment zweifle er an allem. Sei im Grunde genommen nicht alles sinnlos? Würden wir uns nicht nur an solche schönen Theorien wie den Idealismus klammern, weil uns der Mut zur Einsicht, daß alles sinnlos sei, fehle? In der nächsten Stunde hatte er sich glücklicherweise wieder erholt von seiner Krise.
Mir gefiel, daß dieser Mann wirklich den Mut aufbrachte, vor der ganzen Klasse seine Gefühle und Zweifel zu äußern. Es verging aber fast keine Stunde, in der er nicht von Selbstmord sprach, was mir wieder zu schaffen machte. Wenn man alles sinnlos fände, sollte man sich doch gleich umbringen, sonst sei man nicht konsequent. Dieser Satz ging ja mich ganz persönlich an! Wie feige war ich doch! Ich hatte ja weder den Mut, mich zum absoluten Sinn zu bekennen, noch dazu, diese letzte Konsequenz zu ziehen.
Die Philosophiestunden waren die gefährlichsten, nicht nur weil der Lehrer oft von Selbstmord sprach, sondern weil dieses radikale, philosophische Zweifeln am eigenen, noch sehr bescheidenen, unstabilen Fundament nagte. Oft dachte ich, jetzt darfst du diesen Gedankengang nicht mehr weiterdenken, sonst wirst du ver-rückt, sonst wird dir jeglicher Boden unter den Füßen weggezogen, sonst verfällst du endgültig der Sinnlosigkeit, dem Wahnsinn.
Sind denn diese Lehrer wirklich so naiv, das nicht zu merken?

Tagebuch 12. 5. 1982

Erde ohne Gras.
Friß!
Erde ohne Lied.
Sing!
Erde ohne Ton.
Hör!
Erde ohne Gesicht.
Sieh!
Erde ohne Herz.
Fühl!
Erde ohne Leben.
Leb!

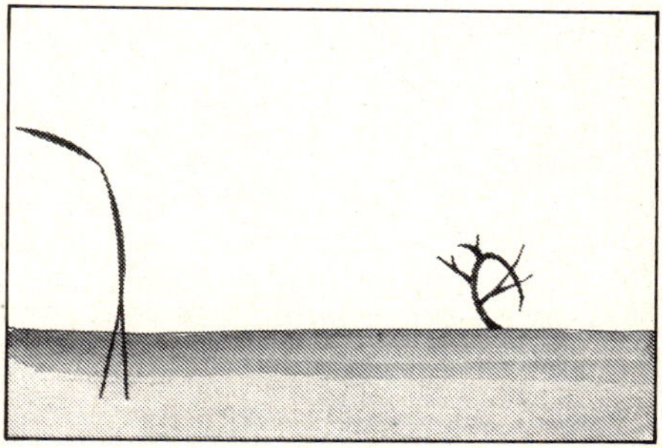

Friß nicht, sing nicht, sieh nicht, fühl nicht, leb nicht.

Nach den Sommerferien kam die elfjährige Sonja zu mir in die Nachhilfestunde, weil sie in der Schule Mühe hatte. Sie war etwas behindert und litt unter großer Konzentrationsschwäche.
Sie wohnte im Nachbarhaus, und ich kannte sie schon von klein auf. Einst hatte ich ihr sogar das Kriechen beigebracht, indem ich selbst auf dem Boden herumrobbte, und sie aufforderte, mich an den Schuhen festzuhalten, so daß sie gar nicht anders konnte, als ebenfalls zu kriechen.
Nun geriet sie also wieder unter meine Obhut. Es war interessant, mit ihr zu arbeiten, obwohl es oft viel Geduld und zähe Nerven verlangte. Die Mühe lohnte sich aber. Ab und zu konnte sie sich sogar recht gut auf etwas konzentrieren. Ich meinerseits versuchte, ihr dabei zu helfen, indem ich so viel Ruhe wie möglich verbreitete.
Mit der Zeit gewann ich immer mehr Einblick in ihr Leben. Am meisten schockierte mich, daß sie oft sowohl in der Schule vom Lehrer als auch zu Hause vom Vater geschlagen wurde, ausgerechnet sie, die sich doch so nach menschlicher Wärme sehnte und diese auch dringend gebraucht hätte!
Sie hing sehr an der Mutter, die, wie mir schien, schon ein gewisses Maß an Verständnis aufbringen konnte.
Aus Sonjas Äußerungen erkannte ich auch, daß ihr Vater zwischen Brutalität, Selbstvorwürfen und Zärtlichkeit hin und her gerissen wurde. Offenbar plagte ihn jedesmal das schlechte Gewissen, wenn er Sonja geschlagen hatte.
Mit Geschenken versuchte er wiedergutzumachen, was er zerstört hatte. Durch sein ambivalentes Verhalten verunsicherte er Sonja natürlich stark. Ihre gestauten Aggressionen, die sie ja offensichtlich weder in der Schule noch bei den Eltern ausagieren konnte, ließ sie dafür oft an ihren Meerschweinchen aus. Eines hasse sie einfach grundlos, erzählte sie mir.
Einmal zeigte sie mir ihr Tagebuch, in das sie fast täglich einige Sätze schrieb. Obwohl es nur weniges war, freute ich mich darüber und ermunterte sie weiterzuschreiben.
Jedesmal, wenn sie etwas hineingeschrieben hatte, schloß sie es mit einem Schlüssel ab, damit ja niemand ihre Geheimnisse lesen konnte. Es rührte mich richtig, daß ich scheinbar das Privileg hatte, es anzusehen.
Mit der Zeit kam ich in einen schwierigen Konflikt. Am Montagnachmittag, wenn sie zu mir kam, wurde ich zu ihrer Erzieherin, fast zu ihrer Psychotherapeutin, am Abend, wenn ich

dann Therapie hatte, wurde ich wieder zum Baby. So gondelte ich jeden Montag zwischen Erwachsenen- und Babyrolle hin und her.
Dasselbe, was mir mit Herrn Hagen geschah, passierte nun mit Sonja: Sie himmelte mich wie eine Halbgöttin an. Natürlich kann das für jeden, der sich in eine solche Rolle hineindrängen läßt, wenig erfreuliche Folgen haben. Um dem etwas entgegenzuwirken, begann ich, ihr vermehrt von mir selbst zu erzählen, ohne sie aber zusätzlich mit meinen Sorgen und Problemen zu belasten. Auf diese Weise wollte ich ihr zeigen, daß ich kein Halbgott war, sondern wie sie ein gewöhnlicher, fehlerhafter Mensch aus Fleisch und Blut.

Unsere Maturareise nach Rom rückte immer näher. Ich versuchte ständig, meine Bedenken und Ängste davor zu überwinden, es gelang mir schließlich bis kurz vor dem Reisedatum auch weitgehend.
Der Lateinlehrer hatte für uns ein Mammutprogramm zusammengestellt. Da ich wußte, daß ich wieder kein Essen hinunterbringen würde, fürchtete ich, dem ganzen nicht gewachsen zu sein. Wenn ich jemandem davon erzählte, sagte man mir nur, ich müsse eben endlich versuchen, ganz normal mit den andern zu essen. Die Reise einfach abzusagen, wagte ich nicht, weil dann meine Klassenkameraden hätten meinen können, ich ziere mich.
Am letzten Schultag überaß ich mich am Mittag wieder. Der Konflikt spitzte sich immer mehr zu. Wie sollte ich in meiner Stimmung und mit vollgefressenem Bauch heute abend abreisen? Krankmelden konnte ich mich auch nicht gut. Was blieb mir also übrig? Ich war in einer Sackgasse gelandet. Nach der letzten Schulstunde am Nachmittag rief mir eine Schulkameradin noch so nett nach: »Also bis heute abend dann, Andrea!«
Ich machte mich schnellstens davon und vermied es, irgend jemandem über den Weg zu laufen. Niemand sollte mich von meinem Vorhaben abbringen können. Ich mußte es tun. Ständig redete ich mir Mut zu. Jetzt mußt du es tun, der Zeitpunkt ist gekommen. Du mußt, du mußt, DU MUSST!
Zum Glück war mein Vater nicht zu Hause. Ich nahm mich zusammen und schloß mich in der Toilette ein. Ich überlegte nochmals: Zähne zusammenbeißen, ein tiefer Schnitt und erlöst bist du. Nie zuvor war ich so entschlossen dazu. Ich schnitt mich in den Arm. Plötzlich merkte ich, daß an dieser Stelle gar nicht die

Schlagader war. Ich suchte meinen Puls und schnitt dort. Da hörte ich die Stimme meiner Mutter. Was ich denn so lange in der Toilette zu tun hätte. Nichts besonderes, antwortete ich, ich sei eben wieder am Lesen. Das beruhigte sie etwas, weil sie wußte, wie gerne ich auf der Toilette Zeitung lese. Nun hatte ich also etwas Zeit gewonnen. Ich schnitt und schnitt, alles war mir egal. DU MUSST, DU MUSST!!

Ich blutete stark, doch die Schlagader hatte ich immer noch nicht getroffen. Beim Anblick der Wunde wurde mir beinahe übel, auch fühlte ich mich allmählich schwach in den Knien, ich hatte ja schon eine ganze Menge Blut verloren.

Meine Mutter klopfte an die Tür. Ich solle sofort öffnen, sie spüre, daß ich etwas Schlimmes tue. Wenn ich nicht öffne, rufe sie den Arzt unter uns.

Ich mußte also aufgeben. Früher oder später wäre es sowieso herausgekommen, meine Wunden hätte ich nicht verbergen können. Ich war geschlagen. Ein mißglückter Selbstmordversuch war das Schlimmste, was mir hatte passieren können. Wie verachtete ich mich! Weder hatte ich es fertiggebracht, mit den anderen zu reisen, noch mich umzubringen.

Was werde ich nun wieder über mich ergehen lassen müssen! »Welch dumme Sachen hast du wieder gemacht!«, »Du darfst diesen negativen Impulsen nicht einfach nachgeben!«, »Siehst du denn immer noch nicht ein, daß das keine Lösung ist?«

Sofort, noch kurz vor der Abreise, gaben meine Eltern dem Lehrer Bescheid, daß ich nicht mitfahren könne.

War mir das peinlich! Wenn sich nun der Lehrer, den du doch so gern magst, grundlos Vorwürfe macht, dann ist es deine Schuld, du Feigling. Und wenn die Klasse davon erfährt, wird sie sich auch Vorwürfe machen. Oder dann die Fragen nach den Ferien: »Weshalb bist du nicht mitgekommen?«, »Warst du krank?«

Glücklicherweise fragten mich nur wenige, was mit mir los gewesen sei. Ich antwortete ihnen einfach, mir sei es schlecht gegangen, was wahrscheinlich die meisten als »Kranksein« auslegten. Nur eine Kameradin, zu der ich aber Vertrauen hatte, bohrte so lange weiter, bis ich ihr die volle Wahrheit sagte.

Meine suizidal-aggressive Stimmung klang langsam wieder ab. Depressionen begannen mich von neuem zu plagen. Sie verschlangen alle meine Kräfte.

Tagebuch 19. 11. 1982
Heute ist es wieder einmal Samstag, Samstagnachmittag im November. Ich sitze an meinem Tisch. Samstag. Schon wieder Samstag-Sonntag. Die ganze Woche über freut man sich auf den Samstag. Wenn er schließlich da ist, möchte man ihn am liebsten überspringen. Weshalb kann ich denn nicht einfach in der Gegenwart leben?
Um fünf ist es dunkel. Noch dunkler ist es im Zimmer, wo die Lampe brennt. Ist überhaupt noch jemand da, oder bin ich ganz allein ins Dunkel des Zimmers gehüllt?
Ich falle tiefer und tiefer.
Jemand betritt mein Zimmer – mein Vater, eine Figur aus Becketts »Endspiel«.
Ich sehe durchs Fenster.
Nichts.
Ich tue nichts, denke nichts, höre nichts, sehe nichts. Nichts als Nichts.
Ein ganzes Leben einfach nichts.
Ich hoffe auf morgen.
Aber morgen?
– NICHTS.

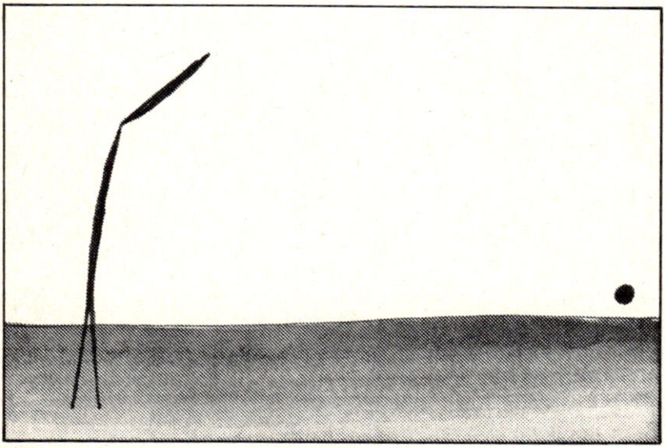

Tagebuch 19. 11. 1982
Nachts: Jedesmal wenn ich in der Nacht aufstehe und das Licht anmache, sehe ich einen schwarzen Sarg mit Blumen. Jede Nacht wartet er auf mich, unausweichlich, obwohl es nur der Schatten des Tisches mit den Blumen ist.
Aber sind Schatten nicht viel unheimlicher?

Tagebuch 24. 11. 1982
Nun habe ich schon wieder neunzig dieser verdammten Scheißabführtabletten geschluckt. Wenigstens sind sie zuverlässig, aber für wie lange noch? Schon jetzt hab' ich ja die Normaldosis um ein Vielfaches überschritten!
Heute ist es bestimmt das letzte Mal! Mein armer Darm! Was würde er sagen, wenn er sprechen könnte? Vielleicht gar nichts mehr.
Ach was, ich brauche mich gar nicht mehr anzustrengen! Nun schon beinahe drei Jahre lang überfresse ich mich jeden zweiten Tag, was mich zwingt, diese Tabletten zu schlucken.
Stell dir vor, beinahe drei Jahre lang jeden zweiten Tag mit vollem Bauch ins Bett zu gehen und am nächsten Morgen festzustellen, daß du zwei Kilo zugenommen hast, was dich veranlaßt, an diesem Tag fast nichts zu essen, um dich am nächsten Tag wieder vollzustopfen. Den Teufelskreis kann ich nicht durchbrechen, auch wenn ich alle meine Kräfte dazu aufwende.
Wo soll ich mir die nächste Tablettenpackung kaufen? Sicherlich bin ich schon in allen Apotheken der Stadt bekannt.
»Ist es für Sie?«
Weshalb diese mißtrauische Frage? Die kennt mich sicher schon.
»Nein.«
Jetzt habe ich wieder gelogen, aber sonst verdächtigt sie mich noch mehr.
Nein, sie kann mich nicht kennen. Die war letztes Mal nicht hier, oder täusche ich mich? Aber die mit den grauen Haaren hat mich schon mal bedient, jetzt kommt sie näher. Fräulein beeilen Sie sich doch bitte. Wenn ich es ihr nur sagen könnte!
Die Graue, wie die mich anblickt!
Zum Glück hatte ich letztes Mal eine andere Jacke an. Aber wenn sie mich trotzdem kennt?
Aber seither sind ja auch einige Wochen vergangen.
Sie kennt mich doch, sie wird sicher ein gutes Menschengedächtnis haben.
Endlich hat das Fräulein die Tabletten gebracht. Ich bezahle und mache mich schnellstens aus dem Staub.
Wieder geschafft! Aber das nächste Mal, wenn mir diese Pillen ausgegangen sind?
Wieder dieselbe Qual, ihnen ins Gesicht sehen zu müssen, und dieselbe Frage: Kennt sie mich noch?

Eines Tages fuhr ich in einer ziemlich depressiven Stimmung nach Winterthur. Ich mochte weder lesen noch irgend etwas anderes tun. Gelangweilt sah ich aus dem Zugfenster: Wälder, Felder, Häuser, alles raste vor meinen Augen vorüber. Mit einem Mal erschrak ich. Etwas hatte mich bis ins Innerste getroffen: Mir wurde bewußt, daß ich bei allem, was ich erblickte, eine andere Empfindung spürte. Das war an und für sich nichts Neues. Das Neue war, daß ich diesen dumpfen Empfindungen nachging und auf unzählige, längst vergessene, mehr oder weniger bedeutende Erlebnisse der Vergangenheit stieß. Ich erkannte, wie ungeheuer reichhaltig jede Sekunde, jede Minute des eigenen Lebens sein könnte. Jedes Ding, mag es noch so unscheinbar und unbedeutend sein, ruft vergangene Erlebnisse wach, man muß sich nur die Zeit nehmen, die Empfindungen, die man bei seinem Anblick zuerst fühlt, weiterzuverfolgen.
Offenbar hatte mich meine dicke Fettschicht doch nicht in dem Maße abgestumpft, wie ich anfänglich vermutet und auch empfunden hatte.
Inzwischen hatten sich auch meine Träume verändert, weniger ihr Inhalt als ihre Art. Oft wußte ich, daß ich träumte, so daß ich mir genau überlegen konnte, was ich tun wollte. Meine Sinne waren jetzt beim Träumen viel stärker beteiligt. Eine Stimme hörte ich richtig akustisch, sogar wenn ich schon fast wach war. Berührte oder verletzte mich jemand, so fühlte sich das wie echt an. Eine Aufwachtechnik hatte ich mir auch angeeignet, was vielleicht weniger gut war, weil ich so jeder angsteinflößenden Situation entfliehen konnte.
Auf diese Weise bereitete mir das Träumen immer mehr Spaß. Am liebsten hätte ich den ganzen Tag im Bett verbracht, um zu träumen, eine Möglichkeit, der Trostlosigkeit auszuweichen.

Tagebuch 26. 1. 1983
Heute Nachmittag nach der Therapie war ich wieder bei meiner Freundin. Niemand würde wohl erraten, wer meine Freundin ist.
Als ich zu ihr kam, hat sie mich aber kaum beachtet. Zwei-, dreimal sah sie mich schief an, dann wandte sie ihr würdiges Haupt wieder zur Seite.
Lange bin ich stehengeblieben und habe sie bewundernd angesehen, mit einem Gefühl tiefer Achtung.
Letztes Mal, als es schon dunkel war, hatte sie mir tief und

andächtig in die Augen geschaut. Sie schien sogar etwas besorgt.
Jedesmal habe ich das Gefühl, sie sei meine Eule, ganz allein meine Eule. Sie ist nämlich genau wie die weise Eule, die in meinen Imaginationen eine wichtige Rolle spielt.
Abends: Noch nie hing meine Stimmung so stark vom Wetter ab. Ist es winterhaft, bin ich meist depressiv. Ich lebe so vor mich hin und sehe alles wie durch einen grauen Vorhang. Ich mag nichts tun und schleiche in der Wohnung umher. Noch öfter als sonst denke ich angsterfüllt an den unausweichlichen Tod. Die Zeit rast immer schneller auf ihn zu. Es gibt kurze Augenblicke, in denen ich das Gefühl habe, der ungeheure Abgrund des Todes öffne sich direkt vor mir, so daß ich in seine dunklen Schlünde hineinsehen kann. Diese Erlebnisse provozieren in mir riesige Todesangst, eine Angst vor dem großen Unbekannten. Auf diese Weise liege ich zwischen Stuhl und Bank, zwischen Todes- und Lebensangst eingeklemmt.
Sobald es frühlingshaft wird, fühle ich mich wieder kräftig und voller Energie. Die Selbstmordphantasien tauchen wieder auf, wobei ich mir alles genau ausmale. Erwähnt jemand nur das Wort »Selbstmord« oder »Suizid«, durchbohrt mich das wie ein Pfeil, so daß ich wieder ständig daran denken muß.

Tagebuch 27. 1. 1983
Oft meinen ältere Leute, die Jungen denken noch nicht an den Tod. Ich weiß nicht, ob ich da wirklich eine Ausnahme bin, ich glaube nicht.
Ich denke viel über den Tod nach, weil ich fürchte, später nicht mehr genügend Zeit zu haben, damit fertig zu werden. Ich zweifle sogar jetzt schon daran, ob mir wirklich genügend Zeit bleibt, die Todesangst einigermaßen überwinden zu lernen.
Häufig denke ich: Der Tod macht alles sinnlos, weil er schließlich hinter allem lauert.

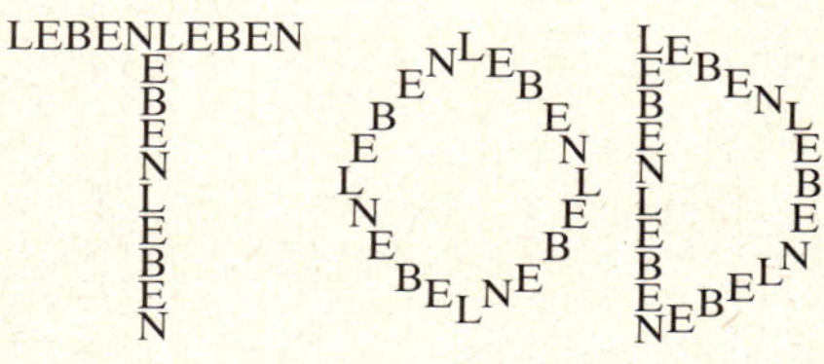

Tagebuch 31.3.1983
Der Frühling ist die schwierigste Jahreszeit für mich. Während im Winter die Zeit nur langsam dahinschleicht, einem unendlich lang vorkommt, beginnt sie mit dem Erscheinen der ersten Blümchen davonzujagen.
Beim Anblick dieser ersten Blumen ist es mir, als ob ein Dolch durch meine Bauchwand gestoßen würde, als ob ich die Geburtswehen der Erde spüren würde, die diese Blumen hervorbringt.
Da mir so bewußt wird, daß mir das Leben davonläuft und ich deswegen unbedingt meine Lebenseinstellung ändern sollte, tauchen die Selbstmordphantasien wieder auf. Denn die Hoffnung, auf eine Veränderung bei mir, habe ich aufgegeben. Immer wenn ich gemeint habe, endlich einen kleinen Schritt vorwärts getan zu haben, bin ich wieder in die alten Verhaltensweisen zurückgefallen.

Nicht einmal in den Ferien fühlte ich mich wohl. Planten meine Eltern, irgendwo die Ferien zu verbringen, schauderte mich. Schon nach dem zweiten oder dritten Tag dort überkam mich ein richtiger Koller. Ich hielt es einfach nicht mehr aus. Wie sehnte ich mich da nach Herrn Hagen zurück! Ständig mußte ich an ihn denken, versuchte aber immer wieder diese Gedanken von mir zu schieben. Ich war doch kein Baby mehr!
Wie haßte ich die täglichen Wanderungen! Da ich ja wieder nur von Früchten und Salat lebte, fehlte mir auch die Kraft dazu. Ich konnte mich auswärts einfach nicht dazu überwinden, etwas zu essen. Ich wollte diese Gelegenheit dazu benützen, etwas abzunehmen, was mir auch gelang. Kam ich wieder nach Hause, hatte ich die verlorenen Pfunde bald wieder aufgeholt.
All das jagte mir noch größere Angst ein. In allen Ferien war ich diesem Koller ausgeliefert.
Am liebsten hätte ich die Ferien einmal allein zu Hause verbracht, aber meine Eltern fürchteten, ich könnte dann etwas »Dummes« tun, ich könnte die Gelegenheit dazu benützen, mich umzubringen.

Wie sehnte ich mich nach etwas Ungewöhnlichem! Jeder Tag dasselbe, derselbe graue Alltag, dem ich entfliehen wollte. Mit Wehmut dachte ich wieder an meine Magersuchtzeit zurück, in der ich viel intensiver in der Gegenwart zu leben vermochte. Auch für mein Essen suchte ich einen Ersatz. Gab es denn wirklich nichts, was mich vom Essen abhalten konnte?

Eines Tages kam mir eine Idee. In einem Buch las ich, daß Muskat ebenfalls eine schwach halluzinogene Wirkung habe, nur wisse das kaum jemand. Das war doch die »Lösung«! Immer wenn mich der Essensdrang überkäme, könnte ich mich in einen solchen Rausch stürzen.
Sogleich besorgte ich mir Muskatnüsse, die ich zermahlte, in kleine Gläschen abfüllte und in meinem Schreibpult versteckte. Noch bevor ich das Pulver zum ersten Mal hatte ausprobieren können, entdeckte meine Mutter es. Sie fragte mich erschrokken, ob das Drogen seien. Ich verneinte, da es sich ja wirklich nicht um Drogen im engeren Sinne handelte. Sie glaubte mir nicht so ganz. Mein Vater dachte schon, Heroin entdeckt zu haben. Er brachte das Pulver schließlich zur Untersuchung in die Drogenberatungsstelle. Dort meinte eine Ärztin, ich könnte ja zur Ablenkung echte Drogen mit Muskat vermischt haben. Nach einigen Wochen erhielten wir das Resultat der Untersuchung: Muskat.
Trotzdem rätselten meine Eltern weiter. »Wozu brauchst du denn das überhaupt?« Zu ihrer Verblüffung erklärte ich, noch nie davon probiert zu haben, was ja auch stimmte. Als meine Eltern endlich mal außer Haus waren, verdünnte ich den Inhalt eines Gläschen mit Wasser und schluckte es. Ich setzte mich in den Schaukelstuhl und wartete ..., doch nichts geschah. Ich war enttäuscht.
Vielleicht hatte ich auch nur zu wenig genommen. Eine tiefe Müdigkeit, der ich nicht widerstehen konnte, überfiel mich. Wenn sich schon keine Halluzinationen einstellten, wollte ich wenigstens träumen. Ich legte mich auf den Boden und schlief sofort ein.

Seit dem Frühling besuchte ich das Freifach Parapsychologie. Ich wählte es nicht, weil mich dieses Gebiet besonders interessiert hätte, sondern wegen des Lehrers, den ich kannte und von dem ich wußte, daß ihn die Indianer ebenfalls faszinierten.
Er stand sogar mit einigen bekannten indianischen Medizinmännern in Kontakt.
Die Parapsychologie wurde jedoch allmählich in geradezu wörtlichem Sinne zu meinem Horrorfach. Mein ganzes Weltbild geriet aus den Fugen, soviel Neues erfuhr ich, das mir panische Angst einjagte. Diese geheimnisvollen, auf Tonband aufgenommenen Stimmen, die Materialisationen, das unheimliche Ektoplasma ... Scheu fragte ich einmal ein Mädchen, das ne-

ben mir saß, ob es nicht manchmal auch ein wenig Angst dabei empfinde. Es lachte, das sei doch ganz lustig. Mir war das ein Rätsel. Wie konnte jemand etwas »doch ganz lustig« finden, während es mich total schockierte.
Nachts stiegen die gräßlichen Bilder, die wir gesehen hatten, wieder in mir hoch. Ich wußte bis dahin gar nicht, welch tiefes Grauen einen zu überfallen vermag. Nichts schien mehr sicher zu sein, wenn derart ungewöhnliche, unerwartete Dinge geschehen konnten. Oft dachte ich: Jetzt mußt du deine Angst abklemmen, jetzt darfst du nicht mehr weiterdenken, sonst wirst du wahnsinnig. Dabei wußte ich häufig nicht einmal mehr, ob ich nun träumte oder nicht.
Frühere Erlebnisse kamen mir wieder in den Sinn: Einmal erwachte ich mitten in der Nacht, von einer inneren Unruhe gepackt. Plötzlich durchfuhr mich die grauenhafte Gewißheit, daß etwas Schreckliches geschehe, und kurz darauf begann die Erde zu beben. Noch nach Tagen befand ich mich in einem schockähnlichen Zustand. Und dann das fürchterliche Photo einer pechschwarz glänzenden Frau in einer französischen Zeitung, deren Text ich nicht einmal verstehen konnte. Auch die Erklärungen meiner Mutter, diese jüdische Frau sei während der Nazizeit mit Pech übergossen worden, man habe sie aber retten können, vermochten nicht, mir die Ängste zu nehmen. Nachts sah ich die Frau schon in meinem Zimmer. Unentwegt starrte sie mich an, manchmal kam sie langsam auf mich zu. Ich hüllte mich in meine Decke ein, zog sie über meinen Kopf und rührte mich nicht mehr. Am Morgen rief ich dann meine Eltern und bat sie, mir das Licht anzumachen.
Auch jetzt belebte sich nachts wieder mein ganzes Zimmer: Am Schrank stand ein weißes, gefesseltes Phantom, auf dem Schaukelstuhl saß eine Gestalt mit hängenden Armen, neben mir richtete sich vor einer liegenden Gestalt eine Schlange auf, an Wand und Fenster hatte sich jemand aufgehängt, Unsichtbare schlurften im Zimmer umher ...

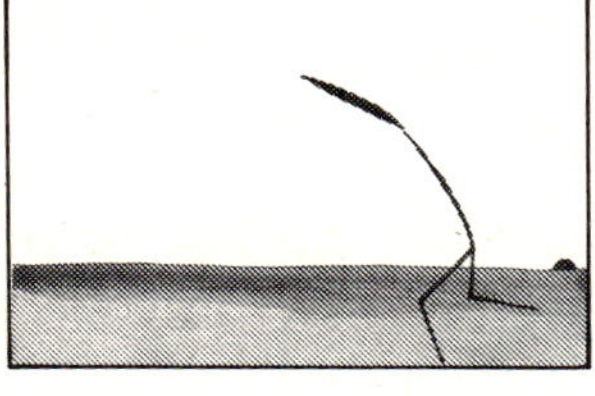

6. Kapitel

Bedrohlich näherte sich mein zwanzigster Geburtstag.
»Nun bist du ja erwachsen!« Von allen Seiten wurde ich daran erinnert. Wie schrecklich! Ich dachte, für einen Erwachsenen gezieme es sich nicht mehr zu erbrechen, zu trotzen, Probleme zu haben wie meine. Am liebsten wäre ich immer achtzehn geblieben. In dem Alter konnte man sich fast alles erlauben, wie mir schien.
Verglich ich mich mit andern meines Alters, kam ich mir richtig zurückgeblieben und kindisch vor. Wenigstens wurde ich von vielen jünger geschätzt. Als ich mal mit einer etwas jüngeren Kameradin ins Kino ging, fragte mich die Billetverkäuferin, ob ich überhaupt schon sechzehn sei.
Am liebsten wäre ich in total zerlumpten Kleidern umherspaziert. Wenigstens zu Hause getraute ich mich, einen dicken, viel zu weiten, halbzerfetzten Wollpullover zu tragen.
Schließlich freute ich mich doch auf den Geburtstag. Ich veranstaltete ein Klassenfest. Nach der Schule wanderten wir auf einen nahegelegenen Hügel, um Würste zu braten.
Schon lange hatte ich mich nicht mehr so unbekümmert glücklich gefühlt wie an jenem Abend, bis Christoph auftauchte, der mir am Vortag mit etwas unsicherer Stimme gesagt hatte, er könnte nicht kommen. Zuerst freute ich mich natürlich über sein unerwartetes Erscheinen.
Nachdem er gegessen hatte, setzte er sich allein auf eine Bank. Ab und zu ging sein Freund zu ihm. Ich sah nur, daß dieser ernsthaft auf ihn einredete.
Als ich mich ein weiteres Mal nach ihm umwandte, hatte er seinen Kopf in den Händen vergraben. Ich überlegte: Soll ich zu ihm hingehen, oder wird er das falsch auffassen? Ich überwand mich, setzte mich neben ihn und fragte, ob es ihm nicht gutgehe. Nicht besonders, antwortete er.
Erst jetzt fiel mir auf, daß er betrunken war. Mir kam in den Sinn, daß mir einmal jemand gesagt hatte, Christoph sei alkoholsüchtig. Ich fühlte mich plötzlich mit ihm verbunden. Wir hatten gegen Ähnliches anzukämpfen, gegen eine Sucht.
Dieser Vorfall hatte mich wieder in die Tiefe gezogen. In der

Schule fragte ich ihn nun öfter, wie es ihm gehe. Meistens sagte er »besser«, was ich ihm auch glaubte, er sah wirklich wieder fröhlicher aus.
In einer Lateinstunde am Freitag fehlte er. Nicht einmal sein Freund wußte, wo er war. Ich erschrak. In der übernächsten Stunde tauchte er schließlich auf, verließ aber kurz darauf mit seinem Freund den Klassenraum.
In der folgenden Stunde kam sein Freund allein zurück. Wir fragten, was los sei. Christoph hätte eine Menge Schlaftabletten geschluckt, um sich das Leben zu nehmen, antwortete er. Nun habe man ihm den Magen auspumpen müssen.
Obwohl ich das geahnt hatte, durchbohrte mich diese Nachricht. Alle meine eigenen Selbstmordphantasien wurden wieder wach, die alte Wunde riß wieder auf. Christoph war nicht ein solcher Feigling wie ich. Er hatte es gewagt. Nun *muß* ich es auch tun, ich *muß*. Nein, ich *darf* diesen Impulsen nicht nachgeben.
Während der ganzen folgenden Französischstunde konnte ich mich nicht mehr konzentrieren. War ich bei einer Aufgabe an der Reihe, hatte ich keine Ahnung, wo wir waren.
Zu Hause kämpfte ich den ganzen freien Nachmittag gegen diese gewaltige Kraft an, die mich zerstören wollte. *Jetzt* darfst du es noch nicht tun, so kurz vor der Matura. Die Lehrer könnten das als Flucht vor den Prüfungen auslegen.
Unser Theaterstück, das wir in der Arbeitswoche entwickelt hatten, kam mir in den Sinn. Hatte da nicht jeder sich selbst, seine eigene Person dargestellt? Christoph spielte ja damals auch einen Alkoholiker, ich eine Selbstmörderin. Wollten wir damit den andern nicht sagen: »Seht, so steht's im Grunde genommen um mich. Ich muß es dir auf diesem indirekten Weg, in Form einer gespielten Rolle, mitteilen, da ich es nicht wage, dir direkt zu sagen, wie es mir geht.«
War es diese Tatsache, die die anteilnehmenden Zuschauer so betroffen gemacht hatte?
Christophs Selbstmordversuch brachte mich auf die Idee, mir wenigstens für den Notfall Schlaftabletten zu beschaffen. In einer Apotheke verlangte ich also ein Medikament gegen Schlafstörungen. Um Fragen zu verhindern, erklärte ich, daß ich einfach vor Prüfungen nicht schlafen könne.
Der Apotheker erkundigte sich, ob ich denn schwierige Prüfungen vor mir hätte. Als ich ihm antwortete, ich stehe vor der Matura, wünschte er mir viel Glück. In seiner Unwissenheit tat

er mir fast ein wenig leid. Andererseits konnte es ihm ja egal sein, er hatte wieder was verkauft.
Eigentlich verantwortungslos.
Am liebsten hätte ich allen ins Gesicht geschrien: Seht nur, damit werde ich mir nun das Leben nehmen. Aber das ist euch ja scheißegal. Hauptsache, die Kasse stimmt. Ihr hättet mich sicher lieber tablettenabhängig gehabt, ein Tablettenabhängiger bringt mehr Geld ein als ein Selbstmörder!

In der zweitletzten Woche vor den Prüfungen überfiel mich plötzlich jene panische Angst wieder. Am Ende der Philosophiestunde wollte ich dem Lehrer ein Buch bringen, doch mir zitterten die Knie, ich konnte ihn nicht einmal mehr ansehen. Niedergeschlagen verließ ich den Raum.
Bist du ein Angsthase! Du hast es nicht einmal geschafft, dem Lehrer das Buch zu geben! Du Feigling! So was nennt sich Maturandin, daß ich nicht lache!
Als ich mich wieder gefaßt hatte, glaubte ich, die Angst sei endgültig überwunden.
Am Nachmittag mußte ich zu Herrn Hagen. Wie gewöhnlich las ich ihm die Träume vor, die ich während der vergangenen Woche geträumt hatte. Da durchfuhr mich der Gedanke: Du stehst ganz allein da, bist allem, jedem Blick einfach hilflos ausgeliefert. Ich fühlte, wie mich Herrn Hagens Blicke durchbohrten. Die Angst war wieder da! Die Buchstaben verschwammen vor meinen Augen, ständig stolperte ich beim Lesen. Kalter Schweiß drang mir aus allen Poren. Vom Gelesenen verstand ich kein Wort. Halte durch! Du mußt! Lies wenigstens die einzelnen Wörter, auch wenn du nichts verstehst! Niemand darf dir was anmerken! Halte durch!
Endlich hatte ich's geschafft. Herr Hagen schien nichts zu merken, er begann über meine Träume zu reden. Ich verstand überhaupt nichts, meine Ohren waren wie taub gegen außen, ich hatte sie ganz in mich hineingerichtet. Ich ließ Herrn Hagen einfach reden. Als er zu Ende war, forderte er mich wie immer auf, mich auf die Couch zu legen, um mit den Imaginationen fortzufahren. Nun wußte ich, daß ich meinen Zustand nicht mehr länger verbergen konnte, ich war nämlich unfähig, mich zu erheben. Ich hatte das Gefühl, zusammenzuklappen, sobald ich aufstünde. Das einzige, was ich über die Lippen brachte, war, ich könne nicht.
Erstaunt fragte mich Herr Hagen nach dem Grund.

Ich hätte entsetzliche Angst. Nicht einmal ansehen könne ich ihn. Herr Hagen setzte sich wieder. Ich hockte wie ein Häufchen Elend da und fühlte mich geradezu geisteskrank.
Herr Hagen begann zu reden, vielleicht fragte er mich auch etwas. Ich wußte es nicht. Meine Ohren waren wieder wie verstopft. Ich hörte nur eine gedämpfte, unverständliche Stimme. Ich erklärte ihm, daß ich überhaupt nichts verstünde.
Herr Hagen schien ratlos. Er stopfte sich eine Pfeife, lehnte sich im Sessel zurück, schwieg und überlegte. Dann sagte er, ich dürfe mich nicht so in mich selbst verkriechen.
Unbemerkt wollte ich die Rasierklinge, die ich meist bei mir trug, aus meiner Hosentasche hervorziehen, doch bemerkte ich mit Schrecken, daß ich sie zu Hause gelassen hatte. Ausgerechnet in diesem Augenblick, wo ich fest entschlossen war, weil mir sowieso alles verloren schien! Diese Blamage vor Herrn Hagen war unerträglich! Doch in der jetzt folgenden Stille konnte ich mich wieder einigermaßen von meiner Enttäuschung erholen, nur die Angst saß mir immer noch im Nacken.
Endlich überwand ich mich, Herrn Hagen zu sagen, ich hätte das Gefühl von seinen Blicken durchbohrt zu werden. Sähe ich ihn an, würde ich entweder ohnmächtig oder am ganzen Körper zittern wie Espenlaub. Nicht einmal meinen Eltern könne ich mehr ins Gesicht sehen.
Er forderte mich auf, ihn trotzdem anzusehen. Ich weigerte mich, ich würde mich schämen vor ihm.
Das brauche ich doch nicht, ermunterte er mich, ich solle es doch wirklich mal versuchen. Dabei sah er mich in einer großväterlich-beschützenden Weise an, wobei er etwas lächelte. Er wirkte nicht mehr so distanziert. Als er einsah, daß er mit seiner Methode nicht weiterkam, versank er wieder in tiefes Schweigen.
Nach einer Weile forderte er mich sanft zum Weinen auf. Wie gerne hätte ich mich in jemandes Schoß ausgeheult! Aber ich konnte nicht. Ich getraute mich nicht. Auch wenn ich es gewagt hätte, es wäre mir anschließend ungeheuer peinlich gewesen.
Ich antwortete, am liebsten im Erdboden versinken zu wollen. Alles sei mir so peinlich. Ich käme mir wie ein Baby im Kindergarten vor.
Herr Hagen lächelte nur und versuchte, mich zu beruhigen und mir meine Schamgefühle zu nehmen.
Und plötzlich sprudelten mir die Worte nur so heraus. Ich erzählte ihm, daß ich diese eigenartige Angst schon in der Schule

gespürt hätte, nur nicht so stark. Noch größere Angst hätte ich aber, daß mir dasselbe bei den mündlichen Maturitätsprüfungen geschehen könnte.
Ich brachte es sogar fertig, ihn für kurze Zeit anzusehen.
Nach der Stunde begleitete er mich zu Frau Marschik, um ihr zu sagen, sie solle mir ein Medikament verschreiben, das mich während den Prüfungen etwas beruhigen würde.
Lächelnd meinte Herr Hagen, als er sich verabschiedete, ich würde in allen Blicken schon die der prüfenden Lehrer sehen.
Mir war ein riesiger Stein vom Herzen gefallen. Nun sollte also alles gut werden!
Doch wieder täuschte ich mich. Das Medikament schien überhaupt nicht zu wirken. Selbst als mir Frau Marschik ein noch stärkeres verschrieb, war keine Wirkung zu spüren. Neue Phobien begannen mich zu plagen. Vor allem Gigantischen begann ich mich zu fürchten, ich konnte weder die aufgehende Sonne noch den Mond oder einen Regenbogen ansehen.
In den Schulstunden mußte ich mich immer am Pult oder am Stuhl festklammern, wenn mich der Blick eines Lehrers oder Schülers traf. Jede noch so interessante Stunde wurde zur Qual. Wie wird das bei den mündlichen Prüfungen werden! Ich wagte nicht, daran zu denken.
Ausgerechnet in dieser Zeit, als ich mich vor allen Leuten fürchtete, wurden wir von Bekannten eingeladen. Wenigstens wußten sie von meiner früheren Magersucht und daß ich wahrscheinlich bei ihnen nichts essen würde.
Vor der Mahlzeit wurde gebetet. Die letzte Zeile des Gebets traf mich: »... hilf jenen, die nicht essen können.«
War das Zufall oder sollte sich diese Zeile wirklich auf mich beziehen? Aber nein! Du nimmst dich wieder mal viel zu wichtig, beziehst wieder alles auf dich! Mit »jenen« waren doch die Hungernden dieser Welt gemeint.
Wieso sollten eigentlich nicht zusätzlich zu den unfreiwillig Hungernden auch Magersüchtige gemeint sein?

Je näher die Prüfungen kamen, desto mehr neue Ängste tauchten auf. Zwar hatte ich Pläne für die Zeit nach der Matura – ich wollte Psychologie und Ethnologie studieren –, doch schien mir trotzdem alles hoffnungslos. Ich fühlte mich unfähig, ein Studium aufzunehmen. Ich konnte doch bei meinen unzähligen ungelösten Problemen nicht Psychologie studieren. Ein solches

Studium setzt doch eine einigermaßen gesunde, reife Persönlichkeit voraus. Ich mußte also so schnell wie möglich wieder »gesund« werden. Konnte, ja wollte ich das überhaupt? Hatte ich mich nicht schon zu sehr an meinen Zustand gewöhnt? Der Gedanke, »normal« zu werden, stieß mich ab. »Normal« bedeutete für mich durchschnittlich, gewöhnlich, brav, angepaßt, eingeordnet. Ich stellte fest, daß sich meine Idealvorstellungen von einem Menschen ins Gegenteil verdreht hatten. Sogar meine Lieblingsfarbe wechselte von Blau und Braun zu Schwarz. Schwarz war für mich der Ausdruck absoluter Verweigerung, absoluten Widerstands. Daneben ist Schwarz die einzige Farbe, deren Anblick mir das Gefühl vermittelt, in unendliche Tiefen zu sehen, sanft in samtene Tiefen zu fallen.
Am liebsten wäre ich wie ein herrenloser, streunender Hund mit struppigem Fell umhergestrolcht.
Wie vertrugen sich all meine absurden Vorstellungen mit dem Psychologiestudium?
Ich fühlte zwei Personen in mir. Die eine ist äußerst widerspenstig, kompromißlos, verschlossen, einsam, ausgeflippt, aber auch depressiv, sie will noch ein Baby bleiben und wehrt sich mit allen Mitteln gegen das Erwachsenwerden.
Die andere will, daß ich das Studium aufnehme und endlich erwachsen werde. Sie möchte dem Baby helfen, seine Widerstände gegen das Erwachsenwerden zu überwinden.
Der Konflikt zwischen diesen beiden Personen schien mir unlösbar. Ich wußte auch, daß mir letztlich niemand dabei helfen konnte, ich mußte den Konflikt selber lösen. In der Therapie kommt es also ganz allein auf mich an, ob ich zu einem hoffnungslosen Fall werde oder nicht. Sind meine Widerstände gegen eine »Heilung« zu groß, kann mir niemand helfen. Das ist wirklich eine Hölle, zu wollen und gleichzeitig nicht zu wollen. Diese gegensätzlichen Tendenzen in mir zerrissen mich fast.
Die Angst vor dem, was mich nach der Matura erwarten sollte, vor dieser hoffnungslosen Leere, brachte mich schließlich dazu, eine Entscheidung zu treffen: Am letzten Schultag wollte ich mich wieder mal umbringen, und zwar mit den Schlaftabletten.
Vor der letzten Englischstunde ging ich in die Toilette. Ich wartete, bis niemand mehr da war, zog die Tabletten hervor und wollte sie mit Wasser herunterschlucken. Da läutete die schrille Schulglocke. Meine Kraft, mein Mut waren mit einem Mal ver-

schwunden. Niedergeschlagen durch mein Versagen beeilte ich mich, um nicht zu spät in die Stunde zu kommen, ich wollte die Aufmerksamkeit nicht auf mich lenken, auf mich ewigen Versager.

Endlich waren die Prüfungen da.
Ich wußte, daß ich es mir in dieser Zeit nicht leisten konnte, mich zu überfressen und Abführtabletten zu schlucken. Wie durch ein Wunder schaffte ich es auch.
Das erste Fach war Deutsch. Da sollten wir nun vier Stunden lang zusammen mit drei Parallelklassen in der Aula diesen Aufsatz schreiben.
Mit einem dumpfen Gefühl setzte ich mich in eine Bank. Beim Anblick der vielen unbekannten Schüler tauchte meine Angst in etwas abgeschwächter Form wieder auf. Nicht einmal unser eigener Deutschlehrer war anwesend. Nach etwa einer halben Stunde hatte ich den Faden gefunden. Ich schrieb und schrieb, bekam sogar immer mehr Spaß daran.

24.8.1983

ILLUSION UND DESILLUSION ALS WEG ZUR REIFE

Illusion: trügerische Hoffnung, Selbsttäuschung, falsche Vorstellung von der Wirklichkeit
Desillusion: Ernüchterung, Enttäuschung

(Wahrig, Deutsches Wörterbuch)

Ein Kleinkind hält seine Eltern für allmächtig und allwissend. Es fühlt sich geborgen, da es glaubt, niemand könne ihm seine Beschützer nehmen. Somit lebt es in einer Illusion, ohne die es wohl nicht leben könnte.
Wird das Kind größer, muß es einmal die bittere Erfahrung machen, daß seine bisherigen Vorstellungen von den gottähnlichen Eltern eine Illusion waren. Wahrscheinlich treten in einem solchen Moment Gefühle des Verlassenseins, der Einsamkeit auf.
Hat sich das Kind wieder etwas gefaßt, wird es bald einsehen, daß wegen seiner Erfahrung die Welt noch lange nicht zusammenbrechen muß. Es muß lernen, die Tatsache zu akzeptieren und seine bisherigen Vorstellungen zu ändern.
Aus diesem Beispiel läßt sich folgender Mechanismus erkennen:

Illusion
→ Desillusion
↙
Veränderung
↓
Illusion
→ Desillusion
↓
Veränderung

etc.

(entspricht etwa dem Schema: These-Antithese-Synthese)

Die Illusion des Kleinkindes wird durch Erfahrung zur Desillusion, woraus eine Veränderung seiner Vorstellungen erfolgen muß.
Eine meiner eigenen großen Enttäuschungen war, daß ich irgendwann die Frage, ob das Leben einen Sinn habe, nicht mehr eindeutig mit »ja« beantworten konnte.
Eine weitere folgte, als man mir sagte, ich müsse halt versuchen, meine Ansichten, mich selbst zu ändern.
Plötzlich merkte ich, wie schwierig und mühsam es ist, über seinen eigenen Schatten zu springen. Die »konservativen« Kräfte im eigenen Leben sind meist viel stärker als die zur Veränderung drängenden (»r)evolutionär-progressiven« Kräfte (leider nicht nur im eigenen Innern, sondern auch im Äußeren, in der Politik z. B.).
Wie soll man da noch von anderen Leuten verlangen, sie sollten sich ändern? Und doch ist diese Forderung gerechtfertigt und notwendig.
Eine Illusion kann in einem Leben eine treibende, schöpferische Kraft hervorrufen, da die Illusion für einen ja immer noch eine echte Hoffnung darstellt.
Die Illusion wird aber dann gefährlich, wenn man sie trotz aller Erfahrungen, die gegen sie sprechen, weiterpäppelt und sie künstlich am Leben zu erhalten versucht.
Wahrscheinlich ist diese Reaktion aber für den Betreffenden ein Selbstschutz. Vielleicht könnte er diesen Veränderungsprozeß über die Desillusion gar nicht verkraften.
Lebt jemand nur noch in Illusion und verliert somit jeglichen Realitätssinn, wird er im Extremfall als geisteskrank bezeichnet. Die Illusion wird zu seinem Lebensfundament. Entzöge man es ihm, würde dies seinen Tod bedeuten.
Im Normalfall folgt aber auf eine Illusion eine Desillusion. Je größer die Illusion war, desto größer kann die folgende Desillusion sein. Diese hält die Illusion auf und hinterfragt sie.
Oft verfällt man dabei in grüblerisches Nachdenken, das einen kaum weiterbringt. Anstatt weiterzukommen, dreht man sich ständig im Kreis um die eigene Achse.
Die Desillusion scheut vor nichts zurück, sie zwingt einen, über alles nachzudenken. Sie droht, das eigene Lebensfundament zu untergraben und auszuhöhlen.
Meist stößt man in einer solchen Lage auf die Frage nach dem Sinn unseres Daseins, ob dieser Sinn letztlich auch nur eine

große Illusion sei. Diese Fragen gehen Hand in Hand mit der Frage nach der Existenz Gottes.
Wahrscheinlich werden einen diese Fragen bis ans Lebensende beschäftigen.
Lautet die Antwort auf diese Fragen schließlich, jeglicher Sinn sei eine große Illusion, so wird einem sein ganzes Fundament unter den Füßen weggezogen (vielleicht hat man es sich selbst weggezogen). Man fällt in eine Leere, in totale Einsamkeit, woraus es nur noch eine Fluchtmöglichkeit zu geben scheint, nämlich den Selbstmord. Aber wenn auch das nur eine Illusion wäre?
Die letzte Phase, die Phase der Veränderung, kann zu einem wichtigen Abschnitt im eigenen Leben werden. Sie stellt eigentlich eine Regenerierungsphase dar, welche einem sein zerfressenes Fundament wieder neu aufzubauen hilft – bevor man wieder von neuen Illusionen und Desillusionen durchschüttelt wird.
Das Gegeneinanderabwägen von vorausgegangenen Illusionen und Desillusionen kann einen einen Schritt weiterbringen auf dem langen Weg zur Selbsterkenntnis.

Auch in den folgenden schriftlichen Prüfungen brachte ich noch einigermaßen etwas zustande.
In der Englischprüfung packte mich plötzlich diese panische Angst wieder. Am Ende der Stunde wartete ich, bis sich der Lehrer von seinem Aufsichtspult entfernt hatte. Erst als ich ihn in sicherer Entfernung wußte, eilte ich mit zitternden Knien zum Pult, legte meine Arbeit hin und machte mich schleunigst davon.
Die Jungbürgerfeier für alle Zwanzigjährigen, die nun wahlberechtigt waren, fand ausgerechnet vor den mündlichen Prüfungen statt.
Ich hatte mich mit einer Freundin verabredet.
Im Stadttheater mußten wir einige patriotische Reden von Politikern über uns ergehen lassen. Die ganze stockkonservative Politikerbande war anwesend und besang unsern Staat. Nach einem belanglosen Podiumsgespräch über Spitzensport forderte man uns auf, uns zur Nationalhymne zu erheben. Ich konnte es kaum glauben: Kaum jemand blieb sitzen. Da ich mich über einen derartigen Patriotismus ärgerte, blieb ich sitzen. Das war doch kein Gottesdienst, ein Staat ist doch kein gottesähnliches Gebilde!

Auf dem Programm stand nun noch eine Schiffsfahrt auf dem Bodensee. Wir sollten mit Autobussen hingefahren werden. Da war plötzlich die Angst wieder! Diese Menschenmasse, die sich zum Ausgang wälzte! Meine Freundin hatte ich längst aus den Augen verloren.
Mir war angst und bange, wie ein Dieb schlich ich mich davon.
Wie feige bist du wieder gewesen! Du hast deine Freundin im Stich gelassen! Wenn sie dich jetzt sucht?
Aber nun hast du wenigstens den ganzen Nachmittag für dich. Deine Eltern sind auch nicht da. Jetzt hast du wieder Zeit zu essen, ohne dabei ertappt zu werden.
Genau das ist es! Ich werde mich vollfressen, vollstopfen, ich *muß* mich vollfressen, den ganzen Nachmittag hab' ich Zeit dazu!

Am ersten Tag der mündlichen Prüfungen kam unsere Gruppe erst um halb sechs in Deutsch an die Reihe. Den ganzen Tag lang konnte ich nichts anfangen, so sehr fürchtete ich, wieder von der panischen Angst gepackt zu werden. Ich dachte an den Glücksbringer, den mir Frau Marschiks kleiner Sohn geschenkt hatte.
Als wir schließlich vor dem Prüfungszimmer warteten, rief mich der Deutschlehrer zu sich und gab mir drei Zettel. Ich müsse all dies vorbereiten, er gebe mir etwas mehr Zeit dazu. Ich erschrak, das war doch viel zuviel, ein Ausschnitt aus Döblins »Berlin Alexanderplatz«, ein Gedicht von Fontane, eines aus dem Impressionismus, zwei aus dem Expressionismus.
Ob ich durchgekommen sei. Längst nicht, antwortete ich. Dann mußt du dich aber etwas beeilen. Panik. Nun blieben mir nur noch knapp zehn Minuten für die drei Gedichte, von denen mir zwei gar nicht bekannt waren.
Glücklicherweise reichte die Zeit nicht aus, mich auch noch über die letzten beiden Gedichte abzufragen, so daß alles mehr oder weniger glimpflich für mich ablief. Auch saß ich mit vier anderen Schülern zusammen in einer Bank, meine Angst fiel dadurch weniger auf.
Die letzte mündliche Prüfung war wieder Englisch. Zu meinem Schrecken mußten wir uns einzeln zu dem Lehrer ans Pult setzen.
Meine Angst hatte sich längst wieder eingestellt. Ich zitterte am ganzen Körper und mußte mich verkrampfen, um nicht aufzu-

fallen. Dem feinen, sensiblen Lehrer, der sich sehr für Psychologie interessierte und der von meinen Eltern ein wenig über meine Probleme wußte, mußte meine Angst auf jeden Fall aufgefallen sein.
Ich saß zusammengesunken auf dem Stuhl, hielt mich an ihm fest und starrte nur noch auf den Text, der vor mir lag. Der Lehrer, der nun Fragen über den Text zu stellen begann, versuchte ständig, mit mir Augenkontakt aufzunehmen, wahrscheinlich dachte er, er könne mir so die Angst etwas nehmen. Ich konnte aber nicht aufsehen, es war mir genauso zumute wie in jener Stunde bei Herrn Hagen.

War das ein Gefühl, die letzte Prüfung hinter mir zu haben! Jetzt war ich vogelfrei! Aber keine Angst, sogleich waren meine Bedenken wieder da. Was erwartete mich nun? Die Zeit schien stillzustehen. Da ich mich wegen dieser panikartigen Angst unfähig fühlte, zu studieren oder irgend etwas anderes zu arbeiten, weil man ja überall mit fremden Leuten zusammenkam, stand ich wieder vor der Ungewißheit.
Diese Angst! Je mehr man mich zu beruhigen versuchte, desto weniger fühlte ich mich verstanden. Diese Angst muß man wirklich selbst erlebt haben, um sie nachempfinden zu können. Prüfungsangst ist nämlich was ganz anderes. Da das niemand richtig begriff, kam ich mir wirklich fast geisteskrank vor.
Beinahe hätte ich mir gewünscht durch die Prüfungen gefallen zu sein, um noch einmal einen Aufschub zu haben. Was blieb mir? Selbstmord? Aber da war meine Feigheit, die mich daran hinderte.

Bis zum Studienbeginn waren noch etwa acht Wochen Ferien. Mir war klar, daß ich mich nun nicht mehr weigern konnte, mit dem Studium zu beginnen. Wie hätte ich mich doch darauf freuen können, wenn meine Angst und mein Eßproblem nicht gewesen wären!
Ich setzte wieder mal ein Datum für meinen Selbstmord fest, das ich aber ständig verschob. Entweder hatte ich mich kurz zuvor vollgefressen oder meine Stimmung war nicht die richtige dazu.
In jener Zeit tauchte plötzlich eine ganz neue Art von nächtlichen Träumen auf, Sexualträume. Sie überhäuften mich geradezu, ausgerechnet mich. (Man wird wohl sagen: Gar nichts Außergewöhnliches, wenn du die Sexualität bisher derart verdrängt hast.)

Dies waren für mich die schrecklichsten Träume, wenigstens wenn ich erwachte und realisierte, was ich geträumt hatte.
Nur ein einziges Mal brachte ich es fertig, für Herrn Hagen einen solchen Traum aufzuschreiben.
Wie ekelte es mich wieder vor mir selbst! Was in mir wagte es, solch abscheuliche Dinge zu produzieren! Trotzig sagte ich mir: Du mußt wieder magersüchtig werden, um diesem Problem zu entkommen. Jeder Mann ist eine Bedrohung für dich.
Sogar wenn ich bei Herrn Hagen im verdunkelten Zimmer so hilflos auf der Couch lag, dachte ich plötzlich: Und wenn er nun einfach über mich herfallen würde? Ich könnte ja gar nicht fliehen, nicht einmal um Hilfe schreien, wir waren ja zu dieser Zeit ganz allein im Haus. Ich tröstete mich aber damit, daß ich ihm in meiner körperlichen Fülle kräftemäßig wahrscheinlich überlegen wäre.
Ich wußte natürlich, daß ich in meinen Phantasien wieder mal alles reichlich übertrieb. Ich war inzwischen wirklich zu einem Spezialisten absurder Gedanken geworden!

Ende September traf die traurige Nachricht vom Tode meiner besten Brieffreundin, Frau Fischer, ein. Ich hatte schon seit längerem geahnt, daß es ihr nicht gutging. Kurz vor ihrem Tod schickte sie mir noch einen wunderschönen Holzschnitt, den sie 1914 von Pechstein persönlich geschenkt bekam, und ich hatte damals das Gefühl, daß dies ihre letzte Nachricht sein würde.

Ich lernte Anita kennen. Sie war ebenfalls magersüchtig und hatte deswegen einen Spitalaufenthalt hinter sich. Eine unserer Bekannten gab mir ihre Telefonnummer. Ich sollte sie in Rorschach treffen, wo sie wohnte.
Als ich am Bahnhof ausstieg, erkannte ich sie sofort an ihrem ausgemergelten, blassen Gesicht. Ein scheues Mädchen mit greisenhaftem Gesicht stand verlegen lächelnd vor mir.
Ich biß mir auf die Lippen. Vor mir stand ja meine magersüchtige Vergangenheit. Das war ich vor einigen Jahren! Ich begegnete mir selbst. Fast wäre ich in Tränen ausgebrochen und hätte ihr zugerufen: Genau so will ich doch wieder aussehen, wie absurd das auch klingen mag!
Aber die andere Stimme in mir trat dazwischen. Ich spürte sogar mütterlich-beschützende Gefühle für Anita. Du mußt doch versuchen ihr zu helfen, oder ihr wenigstens zeigen, daß du sie verstehst!

Es brauchte etwas Zeit, bis wir uns schließlich in einem Gespräch fanden. Ich bewunderte sie in manchem. Wie hatte sie es nur fertiggebracht, keine Rachegefühle gegen die zu entwikkeln, die sie im Spital dazu bewegten, an Gewicht zuzunehmen. Sie schien sich durchaus nicht über ihre Gewichtszunahme zu ärgern, im Gegenteil, sie freute sich sogar darüber, (ich weiß natürlich nicht, ob sie im Innersten nicht doch Haßgefühle und Ekel gegen ihre Gewichtszunahme empfand).
Sie schien allerdings keine derart schönen, beinahe mystischen Erlebnisse gehabt zu haben wie ich, obwohl ihre Sensibilität ebenfalls gesteigert war.

Ende Oktober begann ich mit dem Psychologiestudium an der Uni in Zürich. Zum Glück lernte ich schon ziemlich rasch einige nette Leute kennen.
Eine Blondine mit Kriegsbemalung, die ich aber trotzdem sehr nett fand, ließ sich über die vielen kaputten Typen unter den Psychologiestudenten aus, die selbst in Therapie gingen. Ich mußte innerlich lachen! Wollte sie jenen Typen also nicht mal die Chance geben, wieder »normal«, hoffentlich nicht zu normal, zu werden?
Auch meine Freundin Karin, die ebenfalls ihr Studium begonnen hatte, sah ich wieder etwas häufiger. Sie war immer noch nicht von ihrem Zwang zu erbrechen losgekommen!
Zwar war meine Menschenangst an der Uni etwas abgeklungen, dafür verfolgte mich nun ständig das Gefühl, allem nicht gewachsen zu sein. Sobald ich erfuhr, daß wir im Proseminar eine Buchzusammenfassung in Thesenform schreiben mußten, überfiel mich wieder die Angst, es nicht zu schaffen. Wie sollte ich bei so vielen älteren Studenten – viele waren über vierzig, einige sogar über fünfzig – mithalten können?
Ich wählte schließlich ein Buch von C. G. Jung aus, da mir dieses Thema wenigstens ein wenig vertraut war.
Während wir an der Uni mit Wissen vollgestopft wurden, das ich zum Teil gar nicht verstand, war ich zu Hause unfähig, irgend etwas Sinnvolles zu unternehmen. Ich fühlte mich leer und ausgelaugt. Am liebsten hätte ich den ganzen Tag in einer Ecke gesessen und vor mich hingedämmert. Die beiden Personen in mir meldeten erneut ihre nicht zu vereinbarenden Ansprüche an. Jede versuchte, mich auf ihre Seite zu ziehen.
Durch dieses extreme Hin- und Hergerissensein gewöhnte ich mir eine ziemlich nachlässige Arbeitsweise an. Oft schwänzte

ich sogar halbe Tage, aber nur, wenn ich mich überfressen hatte und mir die Abführtabletten ausgegangen waren. In der depressiven Stimmung, die mich dann immer überfiel, fühlte ich mich noch unfähiger. Meistens strolchte ich einfach ziellos in der Stadt umher oder durchkämmte Buchhandlungen und Bibliotheken, um die Zeit totzuschlagen. Zu Hause mußte ich ja vortäuschen, nach Zürich gereist zu sein. Im Lesesaal überflog ich unzählige Bücher über Selbstmord. Die Frau bei der Bücherausgabe vermutete sicher, ich hätte eine Arbeit über Suizid zu schreiben.

Wieder zu Hause angekommen, log ich ganze Geschichten zusammen, wie interessant oder langweilig die Vorlesungen wieder gewesen seien. Das Wochenende blieb mir, um Versäumtes nachzuschreiben.

In einer Orientierungsveranstaltung empfahl man uns, in einem der nächsten Semester mit dem Nebenfach Psychopathologie zu beginnen.

Das Fach interessierte mich natürlich, aber es würde meinen inneren Konflikt weiter verstärken.

Dies drückten auch einige Träume aus, die ich in dieser Zeit hatte, z. B. folgender vom 16. 2. 1984:

Als ich zum ersten Mal das Fach Psychopathologie des Kindes- und Jugendalters besuchte, kam der Assistent zu mir und fragte mich sanft, ob ich auch etwas essen wolle. Er schien von meinen Problemen zu wissen, was mich erstaunte. Auf diese Weise zwängte er mich aber wieder in den unangenehmen Zustand, in dem ich zwischen Patienten- und Psychologenrolle hin- und hergerissen werde.

Eine Woche vor unserem Referattermin im Proseminar erfuhr ich, daß die eine Hälfte meiner Arbeit über C. G. Jung zum Vorlesen ausgewählt worden war. Darauf war ich natürlich stolz. Die Arbeit war mir also doch einigermaßen gelungen. Trotzdem war ich nicht ganz zufrieden damit. Ich hatte ja nur den Inhalt eines Buches wiedergegeben, das war doch keine eigene Leistung, nichts Produktives. Ich ärgerte mich über meinen schülerhaften Leistungsehrgeiz.

Ich sollte jedoch nicht zum Vorlesen meiner These kommen. Am Abend des 22. Januar hatte ich mich wieder derart vollgestopft, daß es mir hundeelend war. Nicht einmal übergeben konnte ich mich. In meiner Not dachte ich an eine radikale Methode, die vielleicht helfen könnte. Ich wollte das Erbrechen

herbeiführen, indem ich meine Abführtabletten mit andern starken Medikamenten, die Codein, Chinin und Coffein enthielten, einnahm.
Als mich eine euphorische Stimmung erfaßte, wußte ich, daß mit mir etwas nicht in Ordnung war. Die ganze Nacht lag ich wach, so regte mich diese Tablettenkombination an. Nur übel wurde mir nicht!
(In dieser Nacht hatte ich mich übrigens endgültig dazu entschlossen, einen Bericht über meine magersüchtige Vergangenheit zu schreiben, wozu mich Frau Marschik ja immer wieder ermutigt hatte.)

Tagebuch 23. 1. 1984
Morgens, halb sechs: Zittere am ganzen Körper, kann fast nicht mehr schreiben. Handschweiß. Erste schlaflose Nacht.

Am Morgen konnte ich mich kaum mehr auf den Beinen halten. Da ich sah, daß es keinen Sinn hatte, meinen Zustand vor meinen Eltern zu verbergen, erklärte ich ihnen, was mit mir los war. Wer weiß, sonst wären sie noch auf die Idee gekommen, ich hätte Drogen genommen.
Meine Mutter rief sofort die Toxikologische Informationszentrale an, die uns riet, das Spital aufzusuchen.
Nachdem ich dem Arzt der Notfallstation den Vorfall geschildert hatte, fragte er mich: »Und Sie meinen, ich glaube Ihnen diese Geschichte?« Ich entgegnete ihm nur: »Umbringen habe ich mich jedenfalls nicht wollen.« Er hatte nämlich einen Suizidversuch vermutet, weil ihm zuvor meine Narbe am Handgelenk aufgefallen war.
Der Arzt entschied schließlich, mich noch einige Tage dazubehalten, um meinen Elektrolythaushalt, der infolge meiner Abführtablettensucht ziemlich durcheinander geraten war, wieder in Ordnung zu bringen. Ich wurde in ein Zimmer mit lauter alten Leuten gebracht, mit denen ich mich aber recht gut verstand.
Am Nachmittag besuchte mich der Stationsarzt. Auch er schoß sofort auf meine Narbe am Handgelenk los, als er mir den Puls fühlte. Er meinte, es sei mir ziemlich daneben gegangen.
Schon am Abend überkam mich der Spitalkoller. Auch wußte ich, daß ich keinen Bissen Essen runterbringen würde. Immerhin hatte ich hier wieder mal die Gelegenheit, einige Kilos loszuwerden.

Tagebuch 24. 1. 1984

Wiegen, o Schreck!

Für einmal bin ich sogar die Leichteste. Der Stationsarzt, der soeben hinzugekommen ist, wirft mir vor, infolge meines Nicht-Essens schon zuviel abgenommen zu haben.

Später: Jeder scheint hier ein Geheimnis zu sein. Diese Frauen starren mich mitleidig an, wenn ich nichts esse. »So jung und einfach keinen Appetit?« »Sie müssen doch etwas essen! Denken Sie daran, was Ihnen der Arzt gesagt hat!«

Die haben keine Ahnung, wie lange man es ohne Essen aushalten kann! Zudem geht mir dieses Mitleid langsam auf den Wecker!

Später: Die Frauen scheinen die Leere ohne Radio und Fernseher kaum ertragen zu können.

Draußen fällt Schnee.

Alles scheint so sinn- und ausweglos. Fände ich doch wie im Traum der vergangenen Nacht eine Rasierklinge!

Hoffentlich kann ich heute oder morgen wieder nach Hause! Der Stationsarzt äußerte aber, er wolle mich hierbehalten, bis das mit dem Essen wieder in Ordnung sei. O Graus, das würde wahrscheinlich Jahre dauern! Zum Glück meinte der Oberarzt, ich müsse nur bleiben, bis die Vergiftung wieder aus meinem Körper sei. Das übrige lasse sich ambulant erledigen.

Später: Ich muß wie ein Löwe dagegen ankämpfen, nicht gefüttert zu werden. Gutgemeinte Ratschläge, auf die ich immer antworte, in dieser Spitalatmosphäre vergehe einem der Appetit. Ich fühle mich wieder in die Magersuchtzeit zurückversetzt.

Heute muß ich noch mit dem Arzt der psychosomatischen Abteilung sprechen. Bin mal gespannt, was der mir wieder aufschwatzen will.

Ich bekam eine Banane, mit der sie mich nun aufpäppeln wollen. »Das ist ja nur eine Frucht, die wirst du doch wohl essen können!«

Was ich aber wollte, war eine ganz gewöhnliche Frucht, einen Apfel oder eine Birne, nicht so was Exotisches, an dem noch das Blut ausgebeuteter Plantagenarbeiter klebt.

Tagebuch 25. 1. 1984

Je mehr man mich zum Essen zwingen will, desto mehr widert es mich an. Äße ich nur einen Bissen, würde es mich vor mir

selbst ekeln. Ich bekäme auch das Gefühl, ich hätte mich wieder unterkriegen lassen. Mein Stolz wäre gebrochen.
Später: Wie mich diese Leiblichkeit der Spitalatmosphäre ankotzt! Hier kann man lernen, seinen Körper zu verabscheuen und ihn noch mehr zu hassen. Alles dreht sich nur ums sogenannte leibliche Wohl.
Man muß sich zum geringsten Wesen erniedrigen und alles über sich ergehen lassen, ungeachtet seiner Schamgefühle. Scheußliche Atmosphäre eines Nur-Weiber-Zimmers, worin alle an Übergewicht leiden! Obwohl die Frauen ganz lieb sind, ekelt mich diese Stimmung, in der ich nun noch mindestens zwei Tage lang dahinzuvegetieren habe.

Tagebuch 26.1.1984
Heute hätte ich mein Referat vorlesen sollen.

Tagebuch 27.1.1984
Beim Anblick der alten Frauen überkommt mich fast immer eine große Todesangst und eine ebenso große Hoffnungslosigkeit.
Im oberen Stock schreit eine Frau den ganzen Tag wie eine Katze. Ihre einzige Ausdruckmöglichkeit?
Übers Wochenende kann ich nach Hause gehen. Sonntag abend um neun muß ich spätestens wieder hier sein. Man bekam sogar die Vorschrift, übers Wochenende überhaupt nichts zu essen, nur zu trinken und am Abend ein Purgativum zu schlucken, da man mir am Montag den Darm untersuchen will (Endoskopie).
Abends: Endlich wieder zu Hause! Beinahe wäre ich vor Schwäche zusammengeklappt, ich hatte innerhalb von fünf Tagen sechs Kilo abgenommen!

Tagebuch 29.1.1984
Mein liebes, gutes Meerschweinchen Babettli ist eben gestorben. Kurzer, zäher, aber hoffnungsloser Kampf zwischen Leben und Tod, bis der kleine Körper von einer völligen Ruhe erfaßt wurde und erschlaffte.
Ein stiller, kleiner Gast hat die Welt verlassen.
Abends: Der Sterbende ist einem immer einen Schritt voraus, er ist der Vorderste. Der Tote bleibt hinter einem zurück.

Tagebuch 30. 1. 1984
Heute werde ich noch das letzte Mal geplagt, wie ich hoffe.
Später: In meinem Bett muß ich etwa eine halbe Stunde vor dem Endoskopieraum warten.
Schreie!
Kurze Zeit später wird eine Frau in ihrem Bett aus dem Raum gebracht. Sie stöhnt, als ob sie im Sterben liege. Was erwartet mich da nur?
Endlich werde ich hineingerollt. Für den Fall, daß man mir Schmerzmittel spritzen muß, wird sogleich eine Nadel in die Vene gesteckt. Mir wird immer banger. Ist denn das so schmerzhaft? Ich erinnere mich, wie mir noch einige Schwestern ermunternd »viel Glück« nachgerufen haben. Ich beiße die Zähne zusammen.
Wieder warten.
Mein Blick fällt auf einen langen, dicken Schlauch von etwa einem Zentimeter Durchmesser. Ich kann den Raum nicht mehr länger auskundschaften. Jemand packt den Schlauch und erklärt mir, der werde nun in meinen Darm gestoßen. Jetzt begreife ich, weshalb die Frau vor mir geschrien hat. Das Schlimmste ist die Luft, mit der man den Darm aufbläst.
Der Arzt warnt mich, weiterhin Abführtabletten zu schlucken. Mein Darm hätte sich schon verfärbt. Ständiger Laxantienabusus könne sogar zu Darmkrebs führen.
Wie wird das wohl weitergehen?
Ich *mußte* einfach von diesem Zeug schlucken, wenn ich mich überessen hatte. Bis jetzt hatte jeder Versuch, normale Portionen zu essen, fehlgeschlagen und wieder zu einer Freßtour geführt. Sobald ich etwas anderes als Früchte oder rohes Gemüse gegessen hatte, mußte das so schnell wie möglich wieder aus mir heraus.
Von neuem bleibt mir nur der absolute Hungerstreik. Ich fühle mich schon jetzt wieder wie in meiner Magersuchtzeit, schwach und überglücklich.

Tagebuch 31. 1. 1984
Herr Hagen und Frau Marschik haben Bedenken, ich könnte wieder rückfällig werden, da ich schon so viel abgenommen hätte.
Wie sehr ich mir das doch wünsche!

Tagebuch 13.2.1984
Alles war für die Katz! Meine Kilos habe ich mir wieder angefressen. Meinen guten Vorsatz, keine Tabletten mehr zu schlukken, dem ich eine ganze Woche lang treu geblieben bin, hab' ich auch wieder aufgegeben. Ich weiß, daß ich so dem Darmkrebs entgegengehe.
ALLES IST WIEDER BEIM ALTEN! Versager!

Tagebuch Ende Februar 1984
Diese seltsame Angst ist wieder aufgetaucht! Ich bin ihr völlig hilflos ausgeliefert.
Herr Hagen, meine letzte Stütze, scheint ratlos!

Tagebuch 3.3.1984
Ich sitze an meinem Schreibtisch, beende meinen Bericht. Gegenwart und Zukunft stehen wieder direkt vor mir, die Zeit meiner jüngsten Vergangenheit ist aufgerollt.

Leere.

Was nun?
Hoffen?

NICHTS HAT SICH GEÄNDERT!

WIE WIRD ES WEITERGEHEN?

Traum 1.4.1982

Eine riesige Wiege aus Ästen steht neben einem großen, dicken Baum.

»Siehe, dies ist die Krippe Jesu!«

Erstaunt sehe ich hin, wende mich dann aber dem Baum zu.

Ich umarme ihn und klettere aufwärts.

Dieselbe Stimme sagt: »Dieser Baum ist Gott. Indem du ihn umarmst, gibt er dir Halt!«

Als ich beim höchsten Punkt des Baumes angelangt bin, führt mich eine Treppe in ein leeres Zimmer mit einem großen Fenster. Das Fenster ist zu hoch, als daß ich hindurchschauen könnte.

»Siehe, hier wirst du am letzten Tag deines Lebens hinkommen. Dieses Fenster wird dich von einem Leben ins andere Leben führen.

Jetzt, da du alles gesehen hast, kehre wieder zurück!«

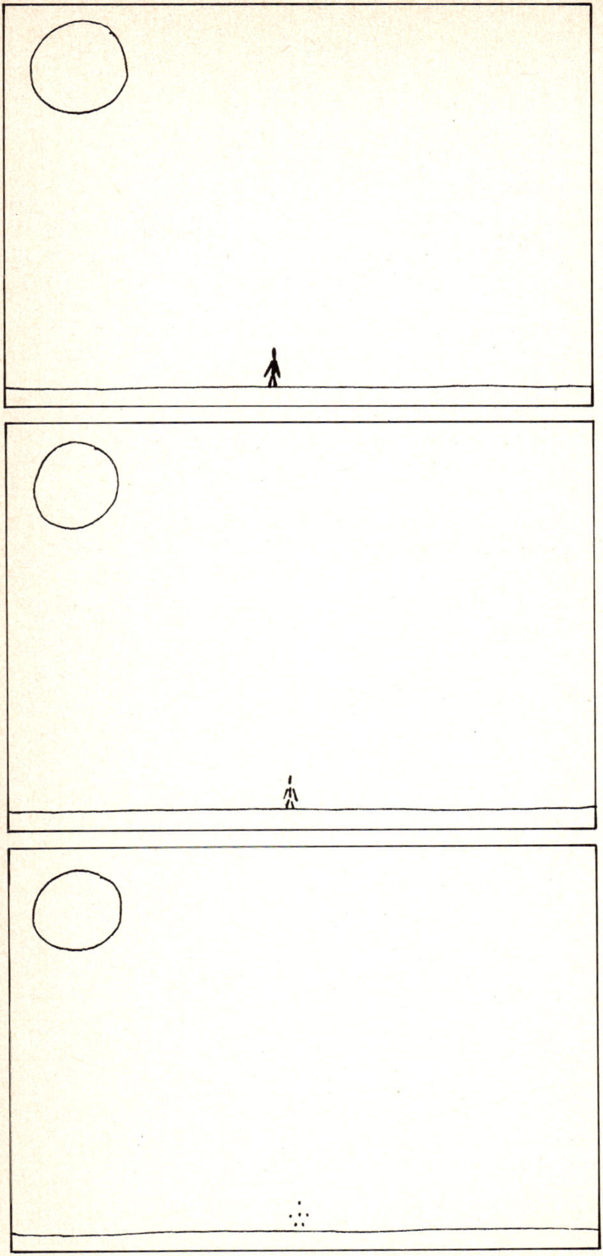

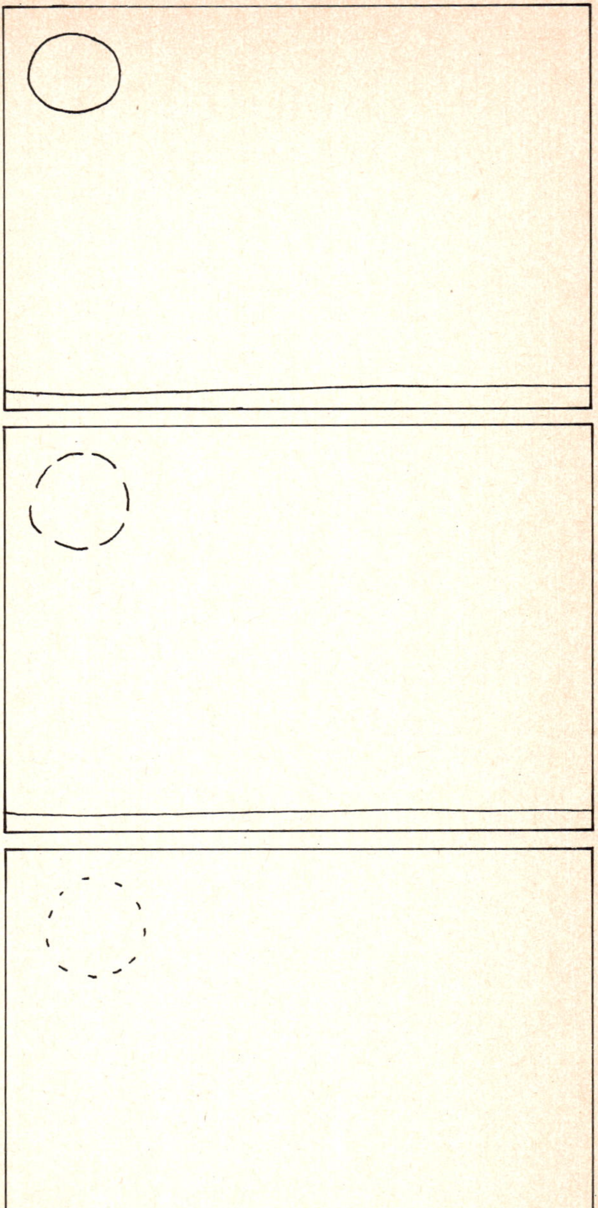

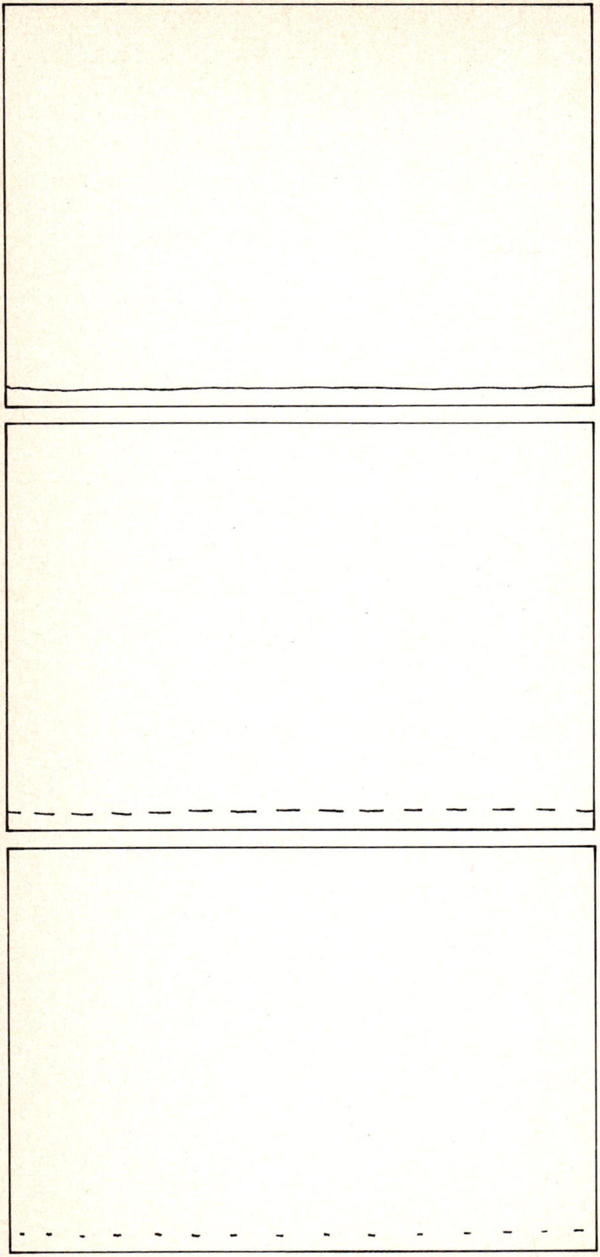

Randbemerkungen des Therapeuten

Dieses Buch ist ohne mein Wissen geschrieben worden, und es wird gegen meinen Wunsch veröffentlicht. Das ist kein Vorwurf. Ich erwähne es deshalb, weil es etwas über die Verfasserin aussagt. Es verrät ein Bedürfnis nach Unabhängigkeit und ein Durchsetzungsvermögen, das in scharfem Gegensatz steht zu dem Gefühl der eigenen Schwäche, das im Text beschrieben und beklagt wird. – Der Bericht zeugt von einer schriftstellerischen Begabung. Die Autorin beobachtet genau und stellt treffend dar, was sie gesehen hat. Nur eines bleibt dunkel, und das ist der Inhalt der Therapie. Deshalb hätte ich es lieber gesehen, wenn sie die Veröffentlichung verschoben hätte, bis sie in der Lage ist, sich auch darüber zu äußern.

Andrea nennt mich »Hagen«. Hagen ist eine Figur aus dem Nibelungenlied. Er ist der Bösewicht, der den Helden Siegfried hinterrücks ermordet. Wer ist Siegfried ...? Hier verrät eine unbewußte Phantasie, was den Gang der Therapie hemmt. Der Therapeut ist eine Gefahr für das, was ihr am teuersten ist. In einem gewissen Sinne stimmt das sogar, denn einmal wird sie den inneren Helden opfern müssen. Nur wird ihn das nicht umbringen, sondern ihn an den richtigen Platz in der Psyche rükken. (Ich komme später darauf zurück.)

Jede Magersüchtige lehnt den eigenen Körper ab. Das Symptom entsteht meist vor oder während der Pubertät. In dieser Zeit verändert sich der Körper stark und relativ schnell und wird dadurch viel deutlicher und bewußter wahrgenommen als vorher. Einem gesunden jungen Menschen gefällt sein Körper; Magersüchtige verabscheuen ihn.

Wenn man genauer hinschaut, so bemerkt man, daß es nicht wirklich um den Körper geht, sondern um etwas viel tiefer Liegendes: Es ist die mit dem natürlichen Instinkt verbundene Lebensenergie, für die der Körper in der Vorstellung der Magersüchtigen zum Symbol geworden ist. Das Ich spürt diese Kraft, die sich im Unbewußten sammelt, und das macht ihm angst. Es fürchtet, von ihr überwältigt zu werden, und versucht sie zu entmachten, indem es den Körper durch Hunger schwächt.

Andrea beschreibt ihre Einstellung zu der Zeit, als sie etwa

30 kg wog, so: »Endlich hatte ich auch erreicht, mit meinem Körper zufrieden zu sein. Dieses elende Häufchen gehörte nun wirklich mir allein.« Offenbar hatte sie den Eindruck, daß ihr Körper früher noch einen Mitbesitzer hatte und daß es ihr gelungen war, diesen Konkurrenten aus dem Feld zu schlagen. Es kann sich dabei nur um die unbewußte Instanz gehandelt haben, von der die Lebensenergie ausstrahlt.

Noch ein Satz ist bemerkenswert. Bei der Begegnung mit dem heroinsüchtigen Mädchen meint sie: »Sie mußte ebenfalls eine Widerstandkämpferin gegen alles sein.« Was ist »alles«? Ihr Bewußtsein versteht darunter die Gesellschaft, die Industrie usw. In Wirklichkeit meint sie jedoch ihr eigenes Unbewußtes und die Kräfte, die sie darin spürt. Ihr Widerstand ist der verzweifelte Kampf des kleinen, bewußten Ich gegen ein als übermächtigt erlebtes Unbewußtes. Was sie zu erreichen versucht, ist die Allmacht des Ich und die Ohnmacht der unbewußten Psyche. – Das ist ebenso sinnvoll wie der Versuch eines Menschen, einen heranrollenden Eisenbahnzug mit den Händen aufzuhalten. Und die Folgen sind ähnlich: das Unbewußte wird destruktiv.

Dabei wäre es ganz einfach. Sie brauchte nur loszulassen, und der Zug fährt von selbst in die richtige Richtung ... Ganz zu Anfang, nach der ersten Hungerphase, noch vor dem Beginn der Therapie, tut sie für kurze Zeitspanne instinktiv das Richtige, und die Wirkung ist »wie eine mystische Erfahrung«. Sie spricht von einem »gewaltigen Erdbeben«, das »die Mauern meiner einsamen Gefängniszelle« zerstört. Danach lernt sie den Duft und Geschmack der Speisen neu kennen, und »sie schmecken himmlisch«.

Den Auslöser dieses Erlebnisses hat sie nicht wahrgenommen. Gesehen hat sie nur, wie »der Vater sich ein Stück Käse abschnitt«. Die plötzliche Unbeholfenheit der Darstellung wirkt rührend und zeigt, daß hier ein völlig unbewußter Vorgang abgelaufen ist. Sie hat sich für ein Mal dem natürlichen Instinkt überlassen mit der Folge, daß das Leben plötzlich Farbe bekam. Aber es hält nicht an, weil sie nicht verstanden hat, was vorging.

Es gibt eine merkwürdige Entwicklungslinie in Andreas Leben: Als sie getauft wurde, hielt der Pfarrer sie für einen Knaben und gab ihr den Namen »Andreas«. Erst auf den Protest der Eltern hin korrigierte er sich. Als kleines Mädchen bevorzugte sie Bubenspiele und lehnte Puppen ab. Heute versucht sie ihre Probleme zu lösen, indem sie Psychologie lernt, statt sich ihren Gefühlen zuzuwenden. – Das bedeutet, daß sie seit frühester Kindheit stets mit der männlichen Seite ihrer Psyche identifiziert war.

Die Psyche jedes Menschen, ob Mann oder Frau, ist doppelgeschlechtlich; sie hat weibliche und männliche Anteile. Das Denken hat eine trennende Funktion und hat männliche Qualität. Das Fühlen verbindet und hat weiblichen Charakter. Das ist bei beiden Geschlechtern gleich. Wenn eine Frau denkt, aktiviert sie männliche Anteile ihrer Psyche, genau wie ein Mann. Und das Gefühlsleben des Mannes läuft über den weiblichen Teil seiner Psyche, wie bei einer Frau.

Aber: Ein Mann kann sich auf das Denken stützen, um sich in der Welt zu orientieren, und die Gefühle im Unbewußten lassen. Dann ist sein Bewußtsein zwar eingeschränkt, doch er kann damit leben. Eine Frau kann sich auf ihre Gefühle stützen und das Denken vernachlässigen, und es kann ihr wohlsein dabei. Nur die Umkehrung schafft Probleme: Ein Mann, der nur fühlt, oder eine Frau, die nur denkt, verlieren den Boden unter den Füßen.

Fühlen und Denken sind urteilende Funktionen. Gefühlsurteile sind sicherer als Denkurteile – außer in der Mathematik. Die Entwicklungsaufgabe jedes Einzelnen in unserer Zeit scheint darin zu bestehen, die gegengeschlechtliche Seite der Psyche stärker bewußt zu machen, als das früher der Normalfall war. Aber das ändert nichts daran, daß männlich und weiblich absolute Gegensätze sind. Sie können und sollen nicht verschmolzen, sondern müssen im Gleichgewicht gehalten werden.

Die Gegensätzlichkeit der inneren Struktur enthält die Möglichkeit zum Konflikt. Diesen Konflikt zu verhindern, indem beide Seiten in der Waage gehalten werden, ist die Aufgabe des Ich. Es kann sie jedoch nur erfüllen, wenn es sicher auf der Erde steht, und die Verbindung zur Erde geht über den Körper. Das Ich, das den eigenen Körper oder das eigene Geschlecht ablehnt, hängt in der Luft und wird leicht zum Spielball unbewußter Mächte.

Ein Traum Andreas stellt das deutlich dar: Sie schwebt in der Luft und wird von einer unsichtbaren Kraft immer höher hinaufgezogen. Tief unten liegt ihr Therapeut in einem Liegestuhl. Sie ruft verzweifelt um Hilfe. Daraufhin streckt der Mann seinen Arm aus, der riesig lang wird, und holt sie herunter. – Das ist genau die Lage, in der sie sich befindet. Leider sucht sie die hilfreiche Gegenkraft noch zu sehr im äußeren Therapeuten, statt sie in sich selbst zu finden.

Es ist bezeichnend, daß die Gedichte und Phantasien, die sie in ihren Bericht aufgenommen hat, ausnahmslos von einem Mann handeln. Das ist Siegfried, der innere Held, aber sie glaubt, es selbst zu sein. Sie empfindet sich als männlich, und dadurch entsteht der Konflikt, den sie nicht lösen kann. Der Kampf zwischen Lebenswillen und Todessehnsucht, zwischen Fressen und Hungern, ist der Streit zwischen dem Weiblichen und dem Männlichen in ihrer Seele. Da ihr Ich sich verzweifelt an die falsche Seite klammert, die männliche, werden beide destruktiv. Wenn es ihr gelänge, ihr Ich umzupolen, indem es ihre Weiblichkeit akzeptiert, dann könnte die männliche Seite schöpferisch werden ...

Der Weg führt über die Entwicklung des Gefühls. Sie schämt sich ihrer Gefühle, weil sie so kindlich sind. Sie sollte sich freuen, denn entwicklungsfähig ist immer nur das Kindliche in uns. Allerdings wäre es auch in diesem Falle besser, die Gefühle nach innen zu wenden statt nach außen. In der inneren Welt ihrer Imaginationen wartet mehr als eine Figur darauf, daß sie ihr endlich ihre Gefühle zuwendet. Dort gibt es ein Kind, das wachsen möchte, aber es braucht dazu ein bißchen Liebe.

Dieses Kind ist auch sie, und die Liebe, die ihm fehlt, kann nur sie ihm geben. Doch das ist so paradox, daß man es rational nicht verstehen kann, und deshalb fällt es ihr so schwer, es wirklich zu tun.

Es braucht nur einen kleinen Schritt. Einmal schon hat sie ihn unbewußt getan; nun müßte sie ihn bewußt wiederholen. Aber sie muß es selber wollen – niemand kann sie dazu zwingen.

Der Fremde